加速康复外科
围术期常用药物手册

主审　张晓坚

主编　时程程

编者　（以姓氏笔画为序）

王　华　齐光照　李　纳

李　莹　杨　杰　时程程

张爱玲　孟海阳　柴玉娜

中国健康传媒集团
中国医药科技出版社

内容提要

本书分为 8 章，系统整理了国内外加速康复外科相关指南、共识中推荐的临床常用治疗药物的关键基本信息，并结合各专科特点与临床实践，归纳、汇总了围术期常见病症的药物治疗方案等，力求为临床在开展加速康复外科的过程中提供一本"系统、简明、科学、实用"的便携式工具书。

本书可供加速康复外科医务工作者及相关专业人员参考阅读。

图书在版编目（CIP）数据

加速康复外科围术期常用药物手册 / 时程程主编 .—北京：中国医药科技出版社，2019.9

ISBN 978-7-5214-1332-8

Ⅰ.①加…　Ⅱ.①时…　Ⅲ.①外科手术 – 围手术期 – 用药法 – 手册　Ⅳ.① R6.62

中国版本图书馆 CIP 数据核字 (2019) 第 188021 号

美术编辑　陈君杞
版式设计　友全图文

出版	**中国健康传媒集团** | 中国医药科技出版社
地址	北京市海淀区文慧园北路甲 22 号
邮编	100082
电话	发行：010-62227427　邮购：010-62236938
网址	www.cmstp.com
规格	787 × 1092mm $\frac{1}{32}$
印张	7 $\frac{1}{8}$
字数	128 千字
版次	2019 年 9 月第 1 版
印次	2019 年 9 月第 1 次印刷
印刷	三河市万龙印装有限公司
经销	全国各地新华书店
书号	ISBN 978-7-5214-1332-8
定价	**25.00 元**

获取新书信息、投稿、为图书纠错，请扫码联系我们。

加速康复外科（enhanced recovery after surgery, ERAS）、微创外科和损伤控制外科是 21 世纪三大外科新理念。其中 ERAS 是指在围术期内采用具有循证医学证据的一系列优化处理措施，以减少手术患者生理及心理的创伤应激，达到加速康复的目的。这一医学新理念和治疗康复模式的提出，对提高手术患者生理及心理治疗效果、减少术后并发症、加快康复速度、缩短住院时间以及降低患者医疗费用，减轻社会及家庭负担有着重要获益。

自 1997 年丹麦外科医师 Dr. Henrik Kehlet 提出加速康复的理念以后，该理念在全球的应用已逐步拓展至外科各学科领域，如胃肠外科、骨科、妇产科等，且均取得了良好效果。而近十余年来，通过不断的发展与完善，国内也已开始逐步形成具有中国特色的 ERAS 路径。这一路径的建立，既要遵循循证医学证据，也要尊重我国医疗现状及患者的实际需求，它需要组建一个由外科、麻醉、护理、药学、营养学、康复医学等专业人员组成的多学科协作团队，综合优化围术期各环节的各项措施，坚持标准化与个体化相结合的践行模式，实现真正意义上的加速康复，使患者获益。

作为多学科协作团队中的一员，随着国家

医改政策的引导，以患者为中心的医院药学服务已逐渐深入临床。其中，协助临床医生科学合理的选择治疗药物，是保障患者用药安全、有效、经济的重要工作。而 ERAS 理念在外科的推动和开展，对药物治疗方案的选择有着更高的要求，对于围术期常见病症的药物治疗，既要达到最佳治疗效果，又要最大程度避免可能影响患者术后康复的不良反应的发生。因此，如何在品种繁多的药物中科学、合理地选择药物，是推动患者术后加速康复的关键所在。

目前可供临床医师参考的，针对 ERAS 开展的围术期用药指导参考书尚是空白。本书着眼于归纳、汇总围术期常见病症的药物治疗方案，并系统整理了国内外加速康复外科相关指南、共识中推荐的临床常用治疗药物的关键基本信息，各部分章节均由临床一线药师结合各专科特点与临床实践编写而成。本着"严谨求精"的理念，本书力求为临床在开展加速康复外科的过程中提供一本"系统、简明、科学、实用"的便携式工具书。希望本书可以助力加速康复外科规范、有效的践行，保障患者最大获益。

2019 年 6 月

　　为落实国家卫生健康委员会关于深化医药卫生体制改革的部署要求，推动加快药学服务转型，提升药学服务质量，郑州大学第一附属医院药学部通过创建"药学服务示范病区"，逐步建立起一系列药学服务示范标准，从而保障药师履行职责，加强药学专业技术服务，促进药学服务贴近患者、贴近临床、贴近社会。

　　药学服务是医疗机构诊疗活动的重要内容，是促进合理用药、提高医疗质量、保障患者用药安全的重要环节。药师是提供药学服务的重要医务人员，是参与临床药物治疗、实现安全有效经济用药目标不可替代的专业队伍。新形势下的药学服务，应该规范化和个性化兼具。以患者为中心，药师应重点加强患者用药管理以及个性化的用药指导，以保障患者正确使用药品、储存药品；以加强药学专业技术服务、参与临床用药为中心，药师应重点协助临床医师总结归纳治疗药物方案，既要遵循循证依据，又要符合临床实际情况与患者需求，最终与医师达成共识，形成院内规范。同时，药师还可通过疑难复杂疾病多学科会诊，参与临床药物治疗决策，提供多学科诊疗服务。

　　本书的编著即起源于临床药师在参与临床开展"加速康复外科"的过程中，对围术期常见病症的药物治疗方案的总结汇总。加速康复外科这一理念的核心，是尽量减少手术病人围术期的生理及心理创伤应激，促进器官功能早期恢复稳定状态。因此，整个围术期过程中的用药方案，应该本着精简、有效、安全的原则来进行选择和制定。临床药师参与加速康复多学科协作团队的重要工作内容之一就是协助医师优化固有药物治疗方案，帮助患者尽早下床活动，从而缩短住院时间、降低医疗费用，提高患者满意度，真正实现患者受益、医院受益。因此，这样一本为推动加速康复外科而整理汇编的围术期常用药物手册，相信能为临床医师、护理以及参与此项工作的药师提供最简明、直接、实用的药物信息，成为第一本以加速康复外科为主题的药学服务工具书。

本书在编写过程中，遵循"实用""循证"两大原则，以 UptoDate、Pubmed、中国知网等国内外知名循证医学和药学数据库中有关加速康复外科（ERAS）的各类指南共识为依据，参照《国家基本药物处方集》《新编药物学》以及药品说明书，并结合临床实际用药经验综合编写而成。内容主要包括围术期疼痛、恶心呕吐、抗血栓、术后咳嗽咳痰、高血糖、失眠等常见病症的药物治疗原则、推荐给药方案及常用药物基本信息。

需要说明的是，由于本书是针对加速康复外科的开展而编写，收编药物均为目前临床围术期常用药物及国内外指南推荐药物，对于各药物的治疗适应证和用法用量，也大多仅列出其围术期常用情况。同时，由于国内外药品适应证、用法用量也存在差异，且国内同一药品的不同厂家、不同剂型也可能存在差异，本书诸位编者虽已力求严谨全面，但仍难免存在不尽如人意之处，敬请各位专家同仁对疏漏之处不吝赐教、批评指正，以便再版时完善修正。

编　者

2019 年 6 月

Contents 目录

第1章　围术期疼痛用药 ……………… 1

1.1　术后疼痛的产生原因及影响 ………… 1

1.2　术后疼痛的评估方法 ………………… 1

1.2.1　疼痛强度的评估 …………… 1

1.2.2　治疗效果评估 ……………… 4

1.3　围术期疼痛的给药方案 ……………… 4

1.3.1　局部给药：切口局部浸润、外周
神经阻滞、椎管内给药 ……… 4

1.3.2　全身给药：口服、皮下、肌内、
硬膜外、静脉、患者自控镇痛　5

1.3.3　多模式镇痛方案 …………… 8

1.4　常用药物基本信息 ……………… 10

1.4.1　阿片类药物 ……………… 10

吗啡 ……………………………… 10

羟考酮 …………………………… 13

氢吗啡酮 ………………………… 14

芬太尼 …………………………… 16

瑞芬太尼 ………………………… 18

舒芬太尼 ………………………… 22

哌替啶 …………………………… 24

地佐辛·····················26

布托啡诺···················28

纳洛酮·····················30

1.4.2 对乙酰氨基酚和非甾体抗炎药 34

对乙酰氨基酚···············34

丙帕他莫···················35

氟比洛芬···················37

帕瑞昔布···················39

布洛芬·····················42

塞来昔布···················43

美洛昔康···················45

双氯芬酸···················46

洛索洛芬钠 ···············48

1.4.3 曲马多 ·················49

曲马多·····················49

1.4.4 局麻药 ·················52

布比卡因···················52

左布比卡因·················53

罗哌卡因···················54

普鲁卡因···················58

丁卡因·····················61

1.4.5 其他药物 ···············64

氯胺酮·····················64

加巴喷丁···················65

普瑞巴林···················67

第 2 章　围术期恶心呕吐用药 ············· 69

2.1　PONV 的不良影响 ············· 69

2.2　PONV 的危险因素及评估 ············· 69

2.3　PONV 的发生机制 ············· 70

2.4　PONV 的预防和治疗用药原则 ····· 71

2.5　常用药物基本信息 ············· 72

　2.5.1　苯甲酰胺类 ············· 72

　　甲氧氯普胺 ············· 72

　2.5.2　5-HT$_3$ 受体拮抗剂 ············· 73

　　昂丹司琼 ············· 73

　　多拉司琼 ············· 74

　　格拉司琼 ············· 75

　　托烷司琼 ············· 77

　　帕洛诺司琼 ············· 78

　2.5.3　抗组胺药 ············· 78

　　苯海拉明 ············· 78

　2.5.4　丁酰苯类 ············· 79

　　氟哌利多 ············· 79

　　氟哌啶醇 ············· 80

　2.5.5　糖皮质激素 ············· 82

　　地塞米松 ············· 82

　2.5.6　NK-1 受体拮抗剂 ············· 83

　　阿瑞匹坦 ············· 83

　2.5.7　抗胆碱药 ············· 84

东莨菪碱贴剂 ………… 84

第3章 围术期抗血栓用药 …… 87

3.1 围术期 VTE 的风险评估 …………… 87

3.2 围术期 VTE 的预防措施 …………… 90

    3.2.1 基本预防 ………………… 91

    3.2.2 物理预防 ………………… 91

    3.2.3 药物预防 ………………… 91

3.3 围术期 VTE 的溶栓治疗 …………… 92

    3.3.1 溶栓治疗的适应证 …… 92

    3.3.2 溶栓治疗的禁忌证 …… 92

    3.3.3 溶栓治疗药物 ………… 93

3.4 常用药物基本信息 ………… 94

    3.4.1 低分子量肝素 ………… 94

      低分子量肝素 …………… 94

    3.4.2 肝素 ………………… 97

      肝素 …………………… 97

    3.4.3 间接 Xa 因子抑制剂 …… 100

      磺达肝癸钠 …………… 100

    3.4.4 维生素 K 拮抗剂 …… 102

      华法林 ………………… 102

    3.4.5 新型口服抗凝剂 …… 105

      利伐沙班 ……………… 105

      阿哌沙班 ……………… 107

达比加群酯·············· 109

3.4.6 溶栓治疗药物 ····· 111

尿激酶·············· 111

链激酶·············· 113

阿替普酶············ 116

瑞替普酶············ 118

巴曲酶·············· 119

纤溶酶·············· 122

降纤酶·············· 123

第 4 章 围术期抗菌药物预防用药 ······ 125

4.1 围术期抗菌药物预防用药的目的 ··· 125

4.2 围术期抗菌药物预防用药的使用
原则 ············· 125

4.3 围术期抗菌药物预防用药的推荐
方案 ············· 127

第 5 章 围术期气道管理用药 ·········· 138

5.1 围术期气道管理的意义 ········· 138

5.2 围术期气道管理的用药选择 ······· 139

5.2.1 糖皮质激素类 ····· 139

5.2.2 支气管舒张剂 ····· 140

5.2.3 黏液溶解剂 ······· 142

5.3 常用药物基本信息 ··········· 142

布地奈德·············· 142

倍氯米松·············· 145

氟替卡松·············· 146

特布他林·············· 148

沙丁胺醇·············· 149

丙卡特罗·············· 151

福莫特罗·············· 151

沙美特罗·············· 153

异丙托溴铵·············· 154

噻托溴铵·············· 155

溴己新·············· 156

氨溴索·············· 157

糜蛋白酶·············· 158

乙酰半胱氨酸·············· 159

桃金娘油·············· 160

羧甲司坦·············· 161

厄多司坦·············· 162

脱氧核糖核酸酶·············· 162

第6章 围术期血糖管理用药 ·········· 164

6.1 围术期血糖管理的重要性 ········· 164

6.2 围术期高血糖的风险因素及评估 ··· 164

6.3 围术期血糖管理的目标 ········· 166

6.4 围术期血糖管理的给药方案 ········ 168

6.5 常用药物基本信息 ············· 171

胰岛素 ···················· 171

门冬胰岛素 ··············· 172

赖脯胰岛素 ··············· 172

谷赖胰岛素 ··············· 173

甘精胰岛素 ··············· 173

地特胰岛素 ··············· 173

德谷胰岛素 ··············· 174

第 7 章　围术期失眠用药 ············· **175**

7.1　围术期失眠的原因及影响 ········· 175

7.2　围术期失眠的给药方案 ········· 175

　7.2.1　治疗方案 ··········· 175

　7.2.2　注意事项 ··········· 176

7.3　常用药物基本信息 ········· 176

氯硝西泮 ··············· 176

艾司唑仑 ··············· 177

阿普唑仑 ··············· 178

唑吡坦 ················ 179

扎来普隆 ··············· 180

佐匹克隆 ··············· 182

第 8 章　围术期肠外营养的实施 ········· **183**

8.1　围术期肠外营养实施的适应证 ······ 183

8.2　肠外营养制剂及营养液的配制 ······ 185

8.3 　肠外营养的实施方案 ………………… 186

　　8.3.1 　肠外营养途径 …………… 186

　　8.3.2 　肠外营养处方的制定 ……… 187

　　8.3.3 　肠外营养的输注、监测和
　　　　　　护理 …………………… 187

8.4 　肠外营养并发症的防治 …………… 188

8.5 　常用肠外营养制剂和营养液信息 … 188

　　8.5.1 　脂肪乳剂 ……………… 188

　　8.5.2 　氨基酸制剂 ……………… 194

　　8.5.3 　多腔袋类肠外营养制剂 … 205

★本书中的重要参考表格

成人术后疼痛评分查检表 ……………… 2

儿童术后疼痛评分查检表 ……………… 3

术前恶心呕吐（PONV）评估表 …… 70

VTE 风险评分（Caprini 模型）………… 88

VTE 风险分层表 ………………… 90

外科住院患者出血危险因素 ……… 90

手术切口类别 ……………… 126

抗菌药物在围术期预防应用的品种
选择 ……………… 128

特殊诊疗操作中抗菌药物预防应用的
建议 ……………… 133

围术期预防用抗菌药物剂量推荐、术中追加
　　剂量时间间隔及注意事项 ……………… 136
围术期高血糖危险因素的评估表 ……… 165
围术期各类手术血糖的控制目标 ……… 167
围术期血糖调整方法 …………………… 169

第1章 围术期疼痛用药

1.1 术后疼痛的产生原因及影响

手术后疼痛是手术后即刻发生的急性疼痛，是由组织创伤（即手术切口、解剖、烧伤等）或直接神经损伤引起的炎症所致。包括躯体痛和内脏痛，通常持续不超过3~7日，严重时可能持续数周。手术后疼痛是伤害性疼痛，如果不能在初始状态下被充分控制，则可能发展为慢性疼痛（CPSP），其性质也可能转变为神经病理性疼痛或混合性疼痛。手术后疼痛会对机体造成一系列短期或长期的不利影响。如增加全身氧耗、增加心脏负荷、导致肺不张、延迟胃肠功能恢复、限制机体活动、产生睡眠障碍及影响患者心理精神状况等。

1.2 术后疼痛的评估方法

疼痛评估包括对疼痛强度的评估；对疼痛原因及可能并发的生命体征改变的评估；对治疗效果和副作用的评估，患者满意度的评估等。

1.2.1 疼痛强度的评估

疼痛强度的评估是疼痛治疗的前提和基础，目前国际上通用的评估方法包括视觉模拟评分法（VAS）、数字等级评定量表（NRS）、语言等级评定量表（VRS）以及Prince-Henry评分等。结合这些疼痛评估方法，根据临床的具体情况，归纳制定出加速康复外科围术期疼痛评估查检表，以供临床参考使用。该查检表包括：成人术后疼痛评分查检表，见表 1-1；儿童术后疼痛评估查检表，见表 1-2。

表 1-1　成人术后疼痛评分查检表

姓名		科室		住院号		
手术名称				手术日期		
VAS	1d/	2d	3d	4d	5d	6d	7d
	8d	9d	10d	备注：			
Princs-Henry	1d	2d	3d	4d	5d	6d	7d
	8d	9d	10d	备注：			
备注	VAS： Prince-Henry： 　0　　咳嗽时无疼痛 　1　　咳嗽时有疼痛 　2　　安静时无疼痛，深呼吸时有疼痛 　3　　安静状态下有较轻疼痛，可以忍受 　4　　安静状态下有剧烈疼痛，难以忍受						

表 1-2　儿童术后疼痛评分查检表

姓名		科室		住院号			
年龄		电话		体重		镇痛药物	
手术时间			手术名称		诊断		
疼痛评分	h	h	h	h	h	h	h
	/	/	/	/	/	/	/
	⊞⊞⊞	⊞⊞⊞	⊞⊞⊞	⊞⊞⊞	⊞⊞⊞	⊞⊞⊞	⊞⊞⊞
	h	h	h	h	h	h	
	/	/	/	/	/	/	

备注

记录方式：Wong-Baker 分数 /FLACC 分数。排除患儿可能因为恐惧、饥饿或者其他压力失去"笑脸"。记录起始时间。

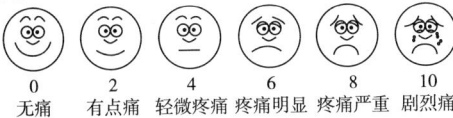

0	2	4	6	8	10
无痛	有点痛	轻微疼痛	疼痛明显	疼痛严重	剧烈痛

FLACC 评分量表

Face（脸）	微笑或无特殊表情	偶尔出现痛苦表情、皱眉，不愿交流	经常或持续出现下颚颤抖或紧咬下颚
Leg（腿）	放松或保持平常的姿势	不安、紧张，维持于不舒服的姿势	踢腿或腿部拖动
Activity（活动度）	安静躺着，正常体位，或轻松活动	扭动，翻来覆去，紧张	身体痉挛，成弓形，僵硬
Cry（哭闹）	不哭（清醒或睡眠中）	呻吟，啜泣，偶尔诉痛	一直哭泣，尖叫，经常诉痛
Consolability（可安慰性）	满足，放松	偶尔抚摸拥抱或言语可以被安慰	难于被安慰

1.2.2 治疗效果评估

治疗效果的评估除了评估现有疼痛治疗方案下的治疗效果外，同时还应在关注生命体征的改变和是否出现患者难以忍受的副作用。评估原则如下。①评估静息和运动时的疼痛强度。②在疼痛未稳定控制时，应反复评估每次药物和治疗方法干预后的效果。原则上静脉给药后 5~15 分钟、口服用药后 1 小时，药物达最大作用时应评估治疗效果；对于 PCA 患者应该了解无效按压次数、是否寻求其他镇痛药物。③记录治疗效果，包括不良反应。④对突发的剧烈疼痛，尤其是生命体征改变（如低血压、心动过速或发热）应立即评估，并对可能的切口裂开、感染、深静脉血栓和肺栓塞等情况做出及时诊断和治疗。⑤疼痛治疗结束时应做治疗满意度评估。

1.3 围术期疼痛的给药方案

1.3.1 局部给药：切口局部浸润 、外周神经阻滞、椎管内给药

局部给药主要是局部使用局麻药。手术后切口局部浸润可明显减少手术后镇痛药物的使用，但依赖于外科医师的配合。超声引导下外周神经阻滞单独或联合全身使用非甾体类抗炎药（NSAIDs）或阿片类药物是四肢和躯体部位手术后镇痛的主要方法之一。在手术后早期，未使用抗凝药和抗栓药以及无出血倾向的患者，若术中采用硬膜外麻醉，手术后可延用硬膜外镇痛。硬膜外镇痛常采用局麻药复合高脂溶性阿片类药物（如芬太尼或舒芬太尼）的方法，可达到相应平面的脊神经镇痛，且很少引起脑神经的副作用。如椎管内镇痛使用局麻药加低脂溶

性吗啡（1~3mg/次）可达到几乎全部脊神经分布范围的镇痛，应注意偶可发生迟发性的呼吸抑制（吗啡随脑脊液上行到呼吸中枢所致）。

1.3.2 全身给药：口服、皮下、肌内、硬膜外、静脉、患者自控镇痛

1.3.2.1 口服给药

适用于神志清醒的、非胃肠手术和手术后胃肠功能良好患者的手术后轻、中度疼痛的控制；可在使用其他方法（如静脉）镇痛后，以口服镇痛作为延续；用作多模式镇痛的组分。口服给药有无创、使用方便、患者可自行服用的优点，但因肝 - 肠"首过效应"以及有些药物可与胃肠道受体结合，生物利用度不一。药物起效较慢，常在术前即用药。若在术后应用，只限于胃肠道功能良好的患者。调整剂量时既应考虑药物到达血液和达峰时间，又要参照血浆蛋白结合率和组织分布容积。禁用于吞咽功能障碍（如颈部手术后）和肠梗阻患者。手术后重度恶心、呕吐和便秘者慎用。

1.3.2.2 皮下注射给药、肌内注射给药

肌内注射给药起效快于口服给药。但注射痛、单次注射用药量大、副作用明显，重复给药易出现镇痛盲区，不推荐常规用于手术后镇痛。皮下给药虽有注射痛的不便，但可通过植入导管较长时间给药。

1.3.2.3 静脉注射给药

①单次或间断静脉注射给药。适用于门诊手术和短小手术，但药物血浆浓度峰谷比大，镇痛效应不稳定，对手术后持续疼痛者，需按时给药。对静脉有刺激的药物，静脉炎为常见并发症。常用药物有对乙酰氨基酚、NSAIDs、曲马多、阿片类药物（包

括激动药和激动拮抗药）的注射剂。②持续静脉注射给药。用等渗盐水或葡萄糖液稀释后持续给药。一般先给负荷量，阿片类药物最好以小量分次注入的方式，滴定至合适剂量，达到镇痛效应后，以维持量或按药物的作用时间维持或间断给药。

1.3.2.4 患者自控镇痛（PCA）

PCA 具有起效较快、无镇痛盲区、血药浓度相对稳定、可通过冲击（弹丸）剂量及时控制暴发痛，并有用药个体化、患者满意度高等优点。常用参数：①负荷剂量；②持续剂量或背景剂量；③单次注射剂量；④锁定时间。

（1）静脉 PCA（PCIA） 常用 PCIA 药物的推荐方案见下表 1–3。

NSAIDs 药物应给予负荷量后可酌情持续静脉注射或分次给药，药物镇痛作用有封顶效应，不应超剂量给药。但阿片类药物应个体化给药，分次给予负荷剂量（如非阿片成瘾者，吗啡负荷量为 1~4mg/次），给药后应观察 5~20 分钟至最大作用出现，并酌情重复此量至 NRS 评分 <4 分。在急性伤害性疼痛阿片类药物的强度有相对效价比：哌替啶 100mg ≈ 曲马多 100mg ≈ 吗啡 10mg ≈ 纳布啡 10mg ≈ 氢吗啡酮 1mg ≈ 阿芬太尼 1mg ≈ 芬太尼 0.1mg ≈ 舒芬太尼 0.01mg ≈ 羟考酮 10mg ≈ 布托啡诺 2mg ≈ 地佐辛 10mg。

表 1–3　常用 PCIA 药物的推荐方案

药物	负荷（滴定）剂量 / 次	单次注射剂量	锁定时间	持续输注
吗啡	1~3mg	1~2mg	10~15min	0~1mg/h
芬太尼	10~30μg	10~30μg	5~10min	0~10μg/h
舒芬太尼	1~3μg	2~4μg	5~10min	1~2μg/h

续表

药物	负荷（滴定）剂量／次	单次注射剂量	锁定时间	持续输注
羟考酮	1~3mg	1~2mg	5~10min	0~1mg/h
曲马多	1.5~3mg/kg，术毕前30min 给予 20~30mg	给予 20~30mg	6~10min	10~15mg/h
布托啡诺	0.25~1mg	0.2~0.5mg	10~15min	0.1~0.2mg/h
地佐辛	2~5mg	1~3mg	10~15min	30~50mg/48h
氟比洛芬酯	25~75mg	50mg	—	200~250mg/24h
氢吗啡	0.1~0.3mg	0.2~0.4mg	6~10min	0~0.4mg/h
纳布啡	1~3mg	1mg	10~20min	0~3mg/h

注：上述所有负荷量均应缓慢（1min 以上）注入

（2）硬膜外 PCA（PCEA）　适用于手术后中、重度疼痛。常采用低浓度罗哌卡因或布比卡因和局麻药复合芬太尼、吗啡、布托啡诺等。舒芬太尼 0.3~0.6μg/ml 与 0.0625%~0.125% 罗哌卡因或 0.05%~0.1% 布比卡因外周神经阻滞能达到镇痛而对运动功能影响轻，较适合于分娩镇痛和需功能锻炼的下肢手术。PCEA 方案：首次剂量 6~10ml，维持剂量 4~6ml/h，冲击剂量 2~4ml，锁定时间 20~30 分钟，最大剂量 12ml/h。

（3）皮下 PCA（PCSA）　适用于静脉穿刺困难的患者。药物在皮下可能有存留，如吗啡生物利用度约为静脉给药的 80%。起效慢于静脉给药，镇痛效果与 PICA 相似，如采用留置管应注意可能发生导管堵塞或感染。常用药物为吗啡、曲马多、羟考酮、氯胺酮和丁丙诺啡。哌替啶具有组织刺激性不宜用于 PCSA。

（4）外周神经阻滞 PCA（PCNA） 神经丛或神经干留置导管采用 PCA 持续给药。常用局麻药 / 阿片类药物：0.15%~0.25% 罗哌卡因，0.1%~0.2% 布比卡因，0.1%~0.2% 左旋布比卡因，或 0.8%~1.4% 氯普鲁卡因（上述药内可加舒芬太尼 0.4~0.8μg/ml，芬太尼 2~4μg/ml 或吗啡 20~40μg/ml）。

1.3.3　多模式镇痛方案

迄今为止，尚无任何药物能单独有效地制止重度疼痛又无副作用。而且，在术后开展加速康复外科的过程中，因阿片类药物常见不良反应如恶心呕吐、头晕嗜睡等问题会影响患者术后进食及康复过程，所以目前推荐尽量减少阿片类药物的使用。因此，多模式镇痛方案显得更加必要。多模式镇痛是指联合应用不同镇痛技术或作用机制不同的镇痛药，作用于疼痛传导通路的不同靶点，发挥镇痛的相加或协同作用，又由于每种药物的剂量减少，副作用相应减轻。除日间手术和创伤程度小的手术仅用单一药物或方法即可镇痛外，多模式镇痛是手术后镇痛，尤其是中等以上手术镇痛的基石。

多模式镇痛包括以下内容。①镇痛方法的联合。局麻药切口浸润、超声引导下的区域阻滞或外周神经阻滞可单独用于手术后镇痛，但常镇痛不全，可与全身性镇痛药（NSAIDs 或曲马多或阿片类）联合应用，在局部用药基础上全身用药，患者镇痛药的需要量明显降低，药物的不良反应发生率低。②镇痛药物的联合。主要指对乙酰氨基酚、NSAIDs、阿片类或曲马多、局麻药、氯胺酮、加巴喷丁及普瑞巴林等药物之间，针对不同疼痛程度的手术可以两两结合使用。偶尔可使用 3 种作用机制不同的药物实施多靶点镇痛。

1.3.3.1 预防性镇痛

作为多模式镇痛中重要一环，术前镇痛的目的在于：治疗术前由原发疾病引起的疼痛；降低术中和术后由手术刺激引起的疼痛，减少术后镇痛药物的消耗及阿片类药物的不良反应。预防性镇痛实施方案如下。

（1）患者教育　术前对患者进行教育对于术后疼痛控制尤为重要。手术患者常伴有焦虑、紧张情绪，需要重视对患者的术前教育，与患者充分沟通，同时配合药物治疗及自我行为疗法，以达到理想的疼痛控制。

（2）可选择的预防性镇痛药物　①对乙酰氨基酚。②NSAIDs：不影响血小板功能的 NSAIDs，如塞来昔布等。③局麻药（如利多卡因、罗哌卡因等）。④氯胺酮、加巴喷丁、普瑞巴林以及 α_2 肾上腺素能受体激动药可乐定硬膜外给药或小剂量右美托咪定等术前应用，也可减低手术后疼痛和减少手术后阿片类药物的用量。

1.3.3.2 根据术后预期疼痛程度实施不同镇痛方案

按预期疼痛程度分 3 类。

（1）重度疼痛手术　开胸术、上腹部手术、大血管（主动脉）手术、全膝、髋关节置换术等。镇痛方案：①对乙酰氨基酚和局麻药切口浸润（或超声引导下外周神经阻滞）；②NSAIDs（除外禁忌证）与①或阿片类药物（或曲马多）联合；③硬膜外局麻药复合高脂溶性阿片类药物 PCEA；④外周神经阻滞或神经丛阻滞，配合曲马多或阿片类药物 PCIA。

（2）中度疼痛手术　膝关节及膝以下的下肢手

术、肩背部手术、子宫切除术、颌面外科手术等。镇痛方案：①超声引导下外周神经阻滞（如上肢臂丛阻滞或下肢全膝关节股神经阻滞或收肌管阻滞）或与局麻药局部阻滞配伍；②方案①＋对乙酰氨基酚或 NSAIDs 药物；③硬膜外局麻药复合高脂溶性阿片类药物 PCEA；④ NSAIDs 药物与阿片类药物联合行 PCIA。

（3）轻度疼痛手术　腹股沟疝修补术、静脉曲张、腹腔镜手术等。镇痛方案：①局部局麻药切口浸润和（或）外周神经阻滞，或全身应用对乙酰氨基酚或 NSAIDs 药物或曲马多；②方案①＋小剂量阿片类药物；③对乙酰氨基酚 +NSAIDs 药物。

1.4　常用药物基本信息

1.4.1　阿片类药物

吗啡　Morphine

【药理作用】阿片受体激动剂，有很强的镇痛作用，同时也有明显的镇静作用，以及镇咳作用（因其有产生依赖的危险性而不用于临床）。

【适应证】本品为强效镇痛药。吗啡注射液及普通片剂用于其他镇痛药无效的急性锐痛；麻醉和手术前给药可保持患者宁静进入嗜睡；不能单独用于内脏绞痛（如胆绞痛等），而应与阿托品等有效的解痉药合用。缓控释制剂通常用于中、重度癌痛镇痛，较少用于术后镇痛。

【用法与用量】（1）皮下注射　①成人常用量一次 5~15mg，一日 15~40mg。②极量：一次 20mg，一日 60mg。

（2）成人镇痛时常用静脉注射量：5~10mg；用作静脉全麻按体重不得超过 1mg/kg，不够时加用作用时效短的本类镇痛药，以免苏醒迟延、术后发生血压下降和长时间呼吸抑制。

（3）手术后镇痛注入硬膜外间隙，成人自腰脊部位注入，一次极限 5mg，胸脊部位应减为 2~3mg，按一定的间隔可重复给药多次。注入蛛网膜下隙，一次 0.1~0.3mg。原则上不再重复给药。

（4）口服　①普通片剂常用量为一次 5~15mg，一日 15~60mg；极量为一次 30mg，一日 100mg。②缓、控释片的成人常用量个体差异较大，宜从每 12 小时服用 10 或 20mg 开始，视止痛效果调整剂量或先用速效吗啡滴定剂量后转换为等效控释片剂量。

【不良反应】（1）注射剂连续 3~5 天即产生耐受性，1 周以上可成瘾；但对于晚期中重度癌痛患者，如果治疗适当，少见依赖及成瘾现象。

（2）常见　腹痛，食欲减退，便秘，口干，消化不良，恶心，呕吐，思维混乱，头痛，失眠，肌肉不自主收缩，嗜睡，支气管痉挛，咳嗽减少，皮疹，寒战，瘙痒，出汗。

（3）不常见　肝酶升高，胆部疼痛，胃肠功能紊乱，肠梗阻，味觉反常，兴奋，烦躁不安，欣快，幻觉，不适，情绪改变，感觉异常，呼吸抑制，癫痫发作，眩晕，视觉异常，戒断综合征，绝经，性欲减退，阳痿，尿潴留，低血压，晕厥，外周性水肿，肺水肿，荨麻疹和过敏反应，药物依赖，面部潮红，瞳孔缩小，药物耐受。

【禁忌证】已知对吗啡过敏者、婴幼儿、未成熟新生儿、妊娠期妇女、临盆产妇、哺乳期妇女、呼吸抑制已显示发绀、颅内压增高和颅脑损伤、支气管哮喘、肺源性心脏病代偿失调、甲状腺功能减退、皮质功能不全、前列腺肥大、排尿困难及严重肝功能不全、休克尚未纠正控制前、麻痹性肠梗阻等患者。

【药物相互作用】（1）与吩噻嗪类、镇静催眠药、单胺氧化酶抑制剂、三环抗抑郁药、抗组胺药等合用，可加剧及延长吗啡的抑制作用。

（2）本品可增强香豆素类药物的抗凝血作用。

【注意事项】（1）以下情况慎用：①有药物滥用史，②颅内压升高，③低血容量性低血压，④胆道疾病或胰腺炎，⑤老年人，⑥严重肾衰，⑦严重慢性阻塞性肺部疾患，⑧严重肺源性心脏病，⑨严重支气管哮喘或呼吸抑制，⑩婴幼儿（普通片剂及注射液）。

（2）可干扰对脑脊液压升高的病因诊断。

（3）本品可能引起胆管系的内压上升，可升高血浆淀粉酶和脂肪酶。

（4）对血清碱性磷酸酶、丙氨酸氨基转移酶、门冬氨酸氨基转移酶、胆红素、乳酸脱氢酶等测定有一定影响，可能出现假阳性。

（5）对有癫痫病史的患者，吗啡可降低癫痫发作的阈值。

（6）本品使用3~5天会产生对药物的耐受性，长期应用可成瘾，治疗突然停止时会发生戒断综合征。本品按麻醉药品严格管理和使用。

（7）中毒解救除一般中毒处理外，还可静脉注射纳洛酮 0.005~0.01mg/kg，成人 0.4mg。亦可用烯丙吗啡作为拮抗药。

【制剂与规格】盐酸吗啡注射液：0.5ml：5mg；1ml：10mg。盐酸吗啡片：5mg；10mg；20mg；30mg；50mg。盐酸吗啡缓释片：30mg。盐酸吗啡控释片：10mg；30mg；60mg。

羟考酮　Oxycodone

【药理作用】纯阿片受体激动剂，对 μ 受体具有相对选择性，在更高剂量时也与能与其他阿片受体结合

【适应证】用于缓解持续的中度到重度疼痛。

【用法与用量】羟考酮缓释片必须整片吞服，不得掰开、咀嚼或研磨。初始用药剂量 5mg，每 12 小时服用一次，继后，根据病情仔细滴定剂量或先用速效吗啡滴定剂量后转换为等效本品，个体差异较大。大多数患者的最高用药剂量为 200mg/12h。少数患者可能需要更高的剂量。口服本品 10mg 相当于口服吗啡 20mg。

【不良反应】头晕；头痛；便秘；恶心；呕吐；瘙痒；虚弱；疲劳；食欲减退，厌食；焦虑，意识混乱状态，失眠，神经质，思维异常，抑郁；震颤，嗜睡，镇静；呼吸困难，支气管痉挛，咳嗽减少；腹痛，腹泻，口干，消化不良；多汗，皮疹；寒战。

【禁忌证】呼吸抑制、颅脑损伤、麻痹性肠梗阻、急腹症、胃排空延迟、慢性阻塞性呼吸道疾病、肺源性心脏病、慢性支气管哮喘、高碳酸血症、已知对羟考酮过敏、中重度肝功能障碍、重度肾功能障碍（肌酐清除率 <10ml/min）、慢性便秘、停用单胺

氧化酶抑制剂 <2 周、妊娠期妇女或哺乳期妇女、手术前或手术后 24 小时内。

【药物相互作用】本品与下列药物可以有叠加作用：镇静剂、麻醉剂、催眠药、酒精、抗精神病药、肌肉弛缓剂、抗抑郁药、吩噻嗪类和降压药。

【注意事项】（1）下列情况慎用：颅内高压、低血压、低血容量、胆道疾病、胰腺炎、肠道炎性疾病、前列腺肥大、肾上腺皮质功能不全、急性乙醇中毒、慢性肝肾疾病和疲劳过度的年长或体弱的患者、黏液水肿、震颤性瞻望、可能出现麻痹性肠梗阻者。

（2）儿童 尚无资料，不推荐 18 岁以下儿童使用。

（3）甲状腺功能低下者应适当减低用药剂量。

（4）长期使用会产生对药物的耐受性和生理依赖性，治疗突然停止时会发生戒断综合征。

（5）服药期间不得从事开车或操作机器等工作。

（6）本品为国家特殊管理的麻醉药品，必须严格遵守国家对麻醉药品的管理条例使用与管理。

【制剂与规格】盐酸羟考酮缓释片：5mg；10mg；20mg；40mg。

氢吗啡酮 Oxymorphone

【药理作用】主要作用于 μ 受体，对 δ 受体有较弱作用，而对 κ、ζ 及 ε 受体没有作用。

【适应证】本品适用于需使用阿片类药物镇痛的患者

【用法与用量】（1）皮下注射或肌内注射 起始剂量为每 2~3 小时按需要给予 1~2mg。根据临床条件，对于未使用过阿片类药物的患者起始剂量可以低些。根据患者疼痛程度、不良事件的严重程度，以及患者年龄和潜在疾病情况，调整用药剂量。

（2）静脉注射　起始剂量为每 2~3 小时 0.2~1mg。需根据药物剂量缓慢静脉注射至少 2~3 分钟以上。通过滴定达到镇痛程度和不良事件均可接受的程度。

肝脏损伤患者的起始剂量应依据肝脏损伤程度调整为盐酸氢吗啡酮注射液常规起始剂量的 1/4~1/2。肾脏损伤患者的起始剂量应依据损伤程度调整为盐酸氢吗啡酮注射液常规起始剂量的 1/4~1/2。

药品用法和配制：对于非口服给药的药物，在使用前，需观察药品是否有可见异物或者是变色。盐酸氢吗啡酮注射液能会出现轻微的浅黄色变色，但其药效没有降低。在 25℃ 避光条件下，本品与临床各输液相容，可稳定存放 24 小时。

【不良反应】与盐酸氢吗啡酮注射液有关的严重不良反应包括呼吸抑制和呼吸暂停，并在较重程度上可出现循环抑制、呼吸骤停、休克、心搏骤停。最常见的不良反应是胸闷、头晕、镇静、恶心、呕吐、出汗、面部潮红、烦躁不安、兴奋、口干、瘙痒。这些不良反应在非卧床病人和那些没有剧烈疼痛的病人中似乎更加突出。

比较少见的不良反应有：心脏疾病（心动过速、心动过缓、心悸）；眼部疾病（视力模糊、复视、瞳孔缩小、视力障碍）；肝胆疾患（胆绞痛；骨骼肌和结缔组织疾病；神经系统疾病（震颤、感觉异常、眼球震颤、颅内压升高、晕厥、味觉异常、不自主肌肉收缩）；精神障碍（躁动、情绪改变、精神紧张、焦虑、抑郁、幻觉、定向力障碍、失眠、多梦）；肾和泌尿系统紊乱（尿潴留、尿急、抗利尿作用）；呼吸、胸和纵隔疾病（支气管痉挛、喉痉挛）；皮肤和皮下组织疾病（注射部位疼痛、荨麻疹、皮疹、多汗）；血管疾病（面部潮红、低血压、高血压）。在国外上市后的不良反应报告有：过敏性反应、精神错乱状态、惊厥、嗜睡、运动障碍、呼吸困难、勃起功能障碍、疲劳、肝酶升高、痛觉过敏、注射部位反应、肌阵挛、口咽肿胀、血管神经性水肿。

【禁忌证】以下情况下均禁止使用本品。

（1）对氢吗啡酮、氢吗啡酮盐、药品中其他成分过敏者。

（2）以下任何一种情况均禁止使用阿片类药物，如患者有呼吸抑制症状但缺少心肺复苏装置或监控设施的情况下；患者患有急性或严重的支气管哮喘。

（3）存在或病情有进展为胃肠道梗阻的风险的情况下，尤其是麻痹性肠梗阻患者应禁止使用本品，因为氢吗啡酮会导致胃肠道蠕动减弱并可能加重梗阻程度。

【注意事项】本品存在呼吸抑制、药物滥用、误用以及成瘾的风险。

【制剂与规格】盐酸氢吗啡酮注射液：2ml∶2mg；5ml∶5mg；10ml∶10mg；1ml∶10mg。

芬太尼　Fentanyl

【药理作用】强 μ 阿片受体激动剂，可产生剂量依赖的止痛、呼吸抑制、镇静等作用，高浓度时导致意识丧失。

【适应证】①用于麻醉前给药及诱导麻醉，并作为辅助用药与全麻及局麻药合用于各种手术。氟哌利多 2.5mg 和本品 0.05mg 的混合液，麻醉前给药，能使患者安静，对外界环境漠不关心，但仍能合作。

②用于手术前、后及术中等各种剧烈疼痛。

【用法与用量】肥胖患者应避免过量用药，应根据理想体重的标准计算用量。

（1）成人静脉注射　全麻时初量，①小手术按体重 1~2μg/kg（以芬太尼计，下同）；②大手术按体重 2~4μg/kg；③体外循环心脏手术时按体重 20~30μg/kg 计算全量，维持量可每隔 30~60 分钟给予初量的一半或连续静滴，一般每小时按体重 1~2μg/kg；④全麻同时吸入氧化亚氮按体重 1~2μg/kg；⑤局麻镇痛不全，作为辅助用药按体重 1.5~2μg/kg。成人麻醉前用药或手术后镇痛 0.7~1.5μg/kg。

（2）成人麻醉前或手术后镇痛　按体重肌内或静脉注射 0.7~1.5μg/kg。

（3）儿童镇痛　2 岁以下无规定，2~12 岁按体重 2~3μg/kg。

（4）成人手术后镇痛　硬膜外给药，初量 0.1mg，加 0.9% 氯化钠注射液稀释到 8ml，每 2~4 小时可重复，维持量一次为初量的一半。

【不良反应】严重副反应为呼吸抑制、窒息、肌肉僵直及心动过缓，如不及时治疗，可发生呼吸停止、循环抑制及心脏停搏等。一般不良反应为眩晕、视物模糊、恶心、呕吐、低血压、胆道括约肌痉挛、喉痉挛及出汗等。偶有肌肉抽搐。本品有成瘾性。

【禁忌证】支气管哮喘、呼吸抑制、对本品特别敏感的患者以及重症肌无力患者。

【药物相互作用】中枢抑制剂如苯巴比妥镇定剂和其他麻醉剂，有加强本品的作用。

【注意事项】（1）肝、肾功能不良者慎用。

（2）妊娠期妇女慎用。

（3）下列情况慎用：心律失常、慢性梗阻性肺部疾患，呼吸储备力降低及脑外伤昏迷、颅内压增高、脑肿瘤等易陷入呼吸抑制的患者及运动员慎用。

（4）老年人首次剂量应适当减量。

（5）本品按麻醉药品管理。

（6）本品务必在单胺氧化酶抑制药停用 14 日以上方可给药，而且应先试用小剂量（1/4 常用量），否则会发生严重不良反应甚至死亡。

（7）硬膜外注入本品镇痛时，可有全身瘙痒，而且仍有呼吸频率减慢和潮气量减小的可能，处理应及时。

（8）本品不是静脉全麻药，大量快速静脉注射时患者意识依然存在，常伴有术中知晓。

（9）快速推注本品可引起胸壁、腹壁肌肉僵硬而影响通气。

（10）本品有一定刺激性，不得误入气管、支气管及涂敷于皮肤上。

【制剂与规格】枸橼酸芬太尼注射液：2ml：100μg；10ml：500μg。

瑞芬太尼　Remifentanil

【药理作用】为芬太尼类 μ 型阿片受体激动剂。

【适应证】用于全麻诱导和全麻中维持镇痛。

【用法与用量】肥胖患者应避免过量用药，应根据理想体重的标准计算用量

本品只能用于静脉给药，特别适用于采用定量输注装置静脉持续滴注给药。给药前须用以下注射液之一溶解并定量稀释成 25μg/ml、50μg/ml 或 250μg/ml 浓度的溶液：①灭菌注射用水；②5% 葡萄

糖注射液；③ 0.9% 氯化钠注射液；④ 5% 葡萄糖氯化钠注射液；⑤ 0.45% 氯化钠注射液。本品用上述注射液稀释后可以与乳酸复方氯化钠注射液液或 5% 葡萄糖乳酸复方氯化钠注射液共行一个快速静脉输液通路。可能情况下，应采用专用静脉输液通路。应根据同时使用的其他麻醉药物和患者的体征，及时调整给药速度和剂量。临床推荐剂量如下表 1-4 所示。

表 1-4　成年人给药剂量表

用法		单剂量注射（μg/kg）	持续输注速度（分）	
			起始速率/分 μg/kg	范围 μg/kg
麻醉诱导		1+	0.5~1	—
麻醉维持	氧化亚氮（66%）	0.5~1	0.4	0.1~2
	异氟烷（0.4~1.5MAC#）0.5~1	0.25	0.05~2	
	丙泊酚每分100~200μg/kg	0.5~1	0.25	0.05~2

注 :# MAC 为最小肺泡浓度。* 诱导中单剂量注射时，本品给药时间应大于 60 秒。

在上述推荐剂量下，本品显著减少维持麻醉所需的催眠药剂量，因此，异氟烷和丙泊酚应如上推荐剂量给药以避免麻醉过深。

（1）麻醉诱导　本品应与麻醉、催眠药（如丙泊酚、硫喷妥、咪达唑仑、氧化亚氮、七氟烷或氟烷）一并给药，用于诱导麻醉。成人按 0.5~1μg/kg 的剂量持续静滴。也可在静滴前给予 0.5~1μg/kg 的初始剂量静推，静推时间应大于 60 秒。

（2）气管插管患者的麻醉维持　在气管插管

后，应根据其他麻醉用药，依照上表指示减少本品输注速率。由于本品起效快，作用时间短，麻醉中的给药速率可以在 2~5 分钟增加 25%~100% 或减小 25%~50%，以获得满意的 μ 型阿片受体的药理反应。患者反应麻醉过浅时，每隔 2~5 分钟给予 0.5~1μg/kg 剂量静脉推注给药，以加深麻醉深度。

【不良反应】（1）常见恶心、呕吐、呼吸抑制、心动过缓、低血压和肌肉强直，上述不良反应在停药或降低输注速度后几分钟内即可消失。

（2）临床中还发现有寒战、发热、晕眩、视觉障碍、头痛呼吸暂停、瘙痒、心动过速、高血压、激动、低氧血症、癫痫、皮肤潮红与过敏。

（3）较少见　便秘、腹部不适、口干、胃食管反流、吞咽困难、肠梗阻；心肌缺血、晕厥、肌肉强直、胸痛；咳嗽、呼吸困难、支气管痉挛、喉痉挛、喘鸣、鼻充血、胸水、肺水肿、焦虑、不自主运动、震颤；皮疹、荨麻疹；尿潴留、少尿、贫血、淋巴细胞减少、白细胞减少、血小板减少等。

【禁忌证】（1）已知对本品中各种组分或其他芬太尼类药物过敏的患者禁用。

（2）重症肌无力及易致呼吸抑制患者禁用。

（3）支气管哮喘患者禁用。

【注意事项】（1）肝肾功能受损的患者不需调整剂量。肝肾功能严重受损的患者对瑞芬太尼呼吸抑制的敏感性增强，使用时应监测。

（2）本品可通过胎盘屏障，孕产妇慎用。

（3）本品能经母乳排泄，哺乳期慎用。

（4）下列情况慎用：运动员、心律失常、慢性梗阻性肺部疾患、呼吸储备力降低及脑外伤昏迷、颅内压增高、脑肿瘤等易陷入呼吸抑制的患者慎用。

（5）2~12 岁儿童用药与成人一致。2 岁以下儿童不推荐使用。

（6）65 岁以上老年患者用药时，初始剂量为成人剂量的一半，持续静滴给药剂量应酌减。

（7）按照麻醉药品管理。

（8）在推荐剂量下，本品能引起肌肉强直。肌肉强直的发生与给药剂量和给药速率有关。

（9）本品务必在单胺氧化酶抑制药停用 14 天以上，方可给药，而且应先试用小剂量。

（10）使用本品出现呼吸抑制时应妥善处理，包括减小输注速率或暂时中断输注。

（11）本品能引起剂量依赖性低血压和心动过缓，可以预先给予适量的抗胆碱能药抑制这些反应。

（12）本品停止给药后，5~10 分钟镇痛作用消失，对于预知需术后镇痛的患者，在停止本品前需给予适宜的替代镇痛药。

（13）在非麻醉诱导情况下，不得以患者的意识消失为药效目标而使用本品。

（14）本品不能单独用于全麻诱导，即使大剂量使用也不能保证使意识消失。

（15）本品不含任何抗菌剂及防腐剂，因此在稀释的过程中应保持无菌状态，稀释后的溶液应及时使用。

（16）本品处方中含有甘氨酸，因而不能于硬膜外和鞘内给药。

（17）禁与单胺氧化酶抑制药合用。

（18）禁与血、血清、血浆等血制品经同一路径给药。

【制剂与规格】注射用瑞芬太尼：1mg；2mg；5mg。

舒芬太尼 Sufentanil

【药理作用】本品是一种强效的阿片类镇痛药，同时也是一种特异性 μ 受体激动剂，对 μ 受体的亲和力比芬太尼强 7~10 倍。

【适应证】用于气管内插管，使用人工呼吸的全身麻醉；作为复合麻醉的镇痛用药；作为全身麻醉大手术的麻醉诱导和维持用药。

【用法与用量】静脉内快速推注或静脉滴注。用药的时间间隔长短取决于手术的持续时间。根据个体的需要可重复给予额外的（维持）剂量。

（1）成人 ①当作为复合麻醉的一种镇痛成分应用时：按体重 0.5~5.0 μg/kg 作静脉推注，或者加入输液管中，在 2~10 分钟内滴完。当临床表现显示镇痛效应减弱时，可按体重 0.15~0.7 μg/kg 追加维持剂量。②在以本品为主用于静脉给药的全身麻醉诱导时，用药总量可为 8~30 μg/kg，当临床表现显示镇痛效应减弱时可按体重 0.35~1.4 μg/kg 追加维持剂量。

（2）儿童 用于 2~12 岁儿童以本品为主的全身麻醉诱导和维持中总量建议为 10~20 μg/kg。如果临床表现镇痛效应降低时，可给予额外的剂量 1~2 μg/kg。

（3）其他 体弱患者和老年患者，以及已经用过能抑制呼吸的药物的患者，应减少用量；而对于那些接受过阿片类药物的或有过阿片类滥用史的患者，则可能需要较大剂量。

【不良反应】典型的阿片样症状，如呼吸抑制、呼吸暂停、骨骼肌强直（胸肌强直）、肌阵挛、低血压、心动过缓、恶心、呕吐和眩晕、缩瞳和尿潴留。在注射部位偶有瘙痒和疼痛。其他较少见的不良反应有：咽部痉挛、过敏反应和心搏停止，偶尔可出现术后恢复期的呼吸再抑制。

【禁忌证】（1）对本品或其他阿片类药物过敏者禁用。

（2）分娩期间，或实施剖宫产手术期间婴儿剪断脐带之前，静脉内禁用本品。因本品可引起新生儿呼吸抑制。

（3）本品禁用于新生儿、妊娠期和哺乳期的妇女。如果哺乳期妇女必须使用舒芬太尼，则应在用药后 24 小时方能再次哺乳。

（4）在使用舒芬太尼前 14 天内用过单胺氧化酶抑制剂者、急性肝卟啉症者、重症肌无力患者禁用。

（5）因用其他药物而存在呼吸抑制者或患有呼吸抑制疾病者禁用。

（6）低血容量、低血压患者禁用。

【注意事项】（1）肝和（或）肾功能不全者慎用本品。

（2）下列情况慎用：甲状腺功能低下、肺部疾患、老年人、肥胖，乙醇中毒和使用过其他已知对中枢神经系统有抑制作用的药物的患者，在使用本品时均需特别注意，其用药量应酌情给予。建议对这些患者做较长时间的术后观察。

（3）本品按麻醉药品管理。

（4）大剂量给予本品以后可产生显著的呼吸抑制并持续至术后，可用特异性拮抗药纳洛酮逆转其呼吸抑制作用，必要时重复给药。

（5）舒芬太尼可导致肌肉僵直，包括胸壁肌肉的僵直，可使用苯二氮䓬类药物及肌松药对抗之。

（6）每次给药之后，都应对患者进行足够时间的监测。

（7）术前应给予适量抗胆碱药物，以避免心动过缓甚至心搏停止。

（8）在诱导麻醉期间可以加用氟哌利多，以防止恶心和呕吐的发生。

（9）对接受过阿片类药物治疗或有过阿片类滥用史的患者，则可能需要使用较大的剂量。

【制剂与规格】枸橼酸舒芬太尼注射液：1ml：50μg；2ml：100μg；5ml：250μg。

哌替啶　Pethidine

【药理作用】阿片受体激动剂，是目前最常用的人工合成强效镇痛药。其作用类似吗啡，效力约为吗啡的 1/10~1/8。

【适应证】本品为强效镇痛药，适用于各种剧痛，如创伤性疼痛、手术后疼痛、麻醉前用药，或局麻与静吸复合麻醉辅助用药等。对内脏绞痛应与阿托品配伍应用。用于分娩止痛时，须监护本品对新生儿的抑制呼吸作用。

【用法与用量】注射。

（1）镇痛　成人肌内注射，一次 25~100mg，一日 100~400mg；极量，一次 150mg，一日 600mg。成人静脉注射一次按体重以 0.3mg/kg 为限。

（2）分娩镇痛　阵痛开始时肌内注射，一次 25~50mg，每 4~6 小时按需重复；极量，一次量以 50~100mg 为限。

（3）麻醉前用药　麻醉前 30~60 分钟肌内注射，按体重 1.0~2.0mg/kg。麻醉维持中，按体重 1.2mg/kg 计算 60~90 分钟总用量，配成稀释液，成人一般每分钟静滴 1mg，小儿滴速相应减慢。

（4）手术后镇痛　硬膜外间隙注药，24 小时总用量按体重 2.1~2.5mg/kg 为限。

（5）小儿基础麻醉　在硫喷妥钠按体重 3~5mg/kg 10~15 分钟后，追加哌替啶 1mg/kg 加异丙嗪 0.5mg/kg 稀释至 10ml 缓慢静脉注射。

【不良反应】本品的耐受性和成瘾性程度介于吗啡与可待因之间，一般不应连续使用。治疗剂量时可出现轻度的眩晕、出汗、口干、恶心、呕吐、心动过速及直立性低血压等。

【禁忌证】室上性心动过速、颅脑损伤、颅内占位性病变、慢性阻塞性肺疾患、支气管哮喘、严重肺功能不全等禁用。严禁与单胺氧化酶抑制剂同用。

【药物相互作用】（1）本品与芬太尼因化学结构有相似之处，两药可有交叉敏感。本品能促进双香豆素、茚满二酮等抗凝药物增效，并用时后者应按凝血酶原时间而酌减用量。

（2）注射液不能与氨茶碱、巴比妥类药钠盐、肝素钠、碘化物、碳酸氢钠、苯妥英钠、磺胺嘧啶、磺胺甲噁唑、甲氧西林配伍，否则发生浑浊。

【注意事项】（1）本品与芬太尼的化学结构有相似之处，两药可有交叉过敏。

（2）妊娠及哺乳　本品能通过胎盘屏障及分泌入乳汁，因此产妇分娩镇痛时以及哺乳期间使用时剂量酌减。

（3）以下情况慎用　老年人、肝功能损伤、甲状腺功能不全者、运动员。

（4）本品为国家特殊管理的麻醉药品，务必严格遵守国家对麻醉药品的管理条例。

（5）静脉注射后可出现外周血管扩张，血压下降，尤其与吩噻嗪类药物（如氯丙嗪等）以及中枢抑制药并用时。

（6）本品务必在单胺氧化酶抑制药（如呋喃唑酮、丙卡巴肼等）停用14天以上方可给药，而且应先试用小剂量（1/4常用量），否则会发生难以预料的、严重的并发症，临床表现为多汗、肌肉僵直、血压先升高后剧降、呼吸抑制、发绀、昏迷、高热、惊厥、终致循环虚脱而死亡。

（7）注意勿将药液注射到外周神经干附近，否则产生局麻或神经阻滞。

（8）不宜用于 PDA，特别不能做皮下 PDA。

（9）本品过量中毒时可静脉注射纳洛酮 0.005~0.01mg/kg，成人 0.4mg，亦可用烯丙吗啡作为拮抗剂。但本品中毒出现的兴奋惊厥等症状，拮抗剂可使其症状加重，此时只能用地西泮或巴比妥类药物解除。当血内本品及其代谢产物浓度过高时，血液透析能促进排泄毒物

【制剂与规格】盐酸哌替啶注射液：1ml∶50mg；2ml∶100mg。

地佐辛 Dezocine

【药理作用】地佐辛是一种强效阿片类镇痛药。地佐辛能缓解术后疼痛，其镇痛强度、起效时间和作用持续时间与吗啡相当。

【适应证】需要使用阿片类镇痛药治疗的各种疼痛。

【用法与用量】肌内注射：推荐成人单剂量为 5~20mg。但临床研究中的初剂量为 10mg。应根据病人的体重、年龄、疼痛程度、身体状况及服用其他药物的情况调节剂量。必要时每隔 3~6 小时给药一次，最高剂量 20mg/ 次，一天最多不超过 120mg/d。

静脉注射：初剂量为 5mg。以后 2.5~10mg/2~4 小时。

【不良反应】国外临床研究中发生不良反应为：恶心、呕吐、镇静及注射部位反应发生率为 3%~9%。头晕发生率在 1%~3%；出汗、寒战、脸红、血红蛋白低、水肿、高血压、低血压、心律不齐、胸痛、苍白、血栓性静脉炎、嘴干、便秘、腹泻、腹痛、紧张、焦虑、神志不清、叫喊、错觉、睡眠不好、头痛、谵语、抑郁、呼吸抑制、呼吸系统症状、肺不张、复视、语言含糊、视力模糊、尿频、尿等待、尿潴留、瘙痒、红斑等发生率 <1%。

未明确因果关系的不良事件有：碱性磷酸酶及血清谷丙转氨酶升高、打呃、耳充血、耳鸣。

【禁忌证】对阿片类镇痛药过敏的病人禁用。

【注意事项】（1）本品含有焦亚硫酸钠，硫酸盐对于某些易感者可能引起致命性过敏反应和严重哮喘。

（2）本品具有阿片拮抗剂的性质，对麻醉药有生理依赖性的病人不推荐使用。

（3）本品为强效阿片类镇痛药应在医院内使用，以便及时发现呼吸抑制和进行适当治疗。

（4）对于脑损伤、颅内损伤或颅内压高的病人，使用本品产生呼吸抑制可能会升高脑脊液压力。对此类患者仅在必要时使用，要尤为注意。

（5）本品可引起呼吸抑制，患有呼吸抑制、支气管哮喘、呼吸梗阻的病人使用本品要减量。

（6）本品经过肝脏代谢和肾脏排泄，肝、肾功能不全者应用本品应低剂量。

（7）胆囊手术者慎用本品。

（8）阿片类镇痛药、普通麻醉剂、镇静药、催眠药或其他中枢神经系统抑制剂（包括酒精）与本品同用会产生添加作用。因此，联合治疗时，一种或全部药物的剂量都应减少。

（9）本品与酒精和（或）其他中枢神经系统抑制剂合用可能对病人产生危害，不在医疗环境控制下，酒精成瘾或服用这类药物的病人慎用本品。

（10）本品溶液变色或有沉淀则停止使用。

（11）地佐辛是混合的阿片激动－拮抗剂，比吗啡、哌替啶等纯阿片激动剂类药物滥用倾向低。但依然存在滥用倾向。

【制剂与规格】地佐辛注射液：1ml：5mg。

布托啡诺　Butorphanol

【药理作用】布托啡诺对 μ 阿片类（吗啡类）受体具有低内在活性的混合激动－拮抗剂。它也是 κ 阿片受体激动剂。它与 CNS（中枢神经系统）中的这些受体的相互作用间接发挥其药理作用，包括镇痛作用。除镇痛作用外，CNS 的作用还包括抑制自发呼吸活动和咳嗽、刺激催吐中枢、缩瞳和镇静。

【适应证】用于治疗各种癌性疼痛、手术后疼痛。

【用法与用量】肌内注射剂量为 1~2mg，如需要，每 3~4 小时，可重复给药一次，没有充分的临床资料推荐单剂量超过 4mg。或遵医嘱。

【不良反应】主要为嗜睡、头晕、恶心和（或）呕吐。

发生率在 1% 或以上，考虑可能与酒石酸布托啡诺有关的不良反应报告如下。全身：虚弱、头痛、热感。心血管系统：血管舒张、心悸。消化系统：厌食、便秘、口干、胃痛。神经系统：焦虑、意识模糊、欣快感、飘浮、失眠、神经质、感觉异常、震颤。呼吸系统：支气管炎、咳嗽、呼吸困难、鼻出血、鼻充血、鼻刺激、咽炎、鼻炎、鼻窦炎、鼻窦充血、上呼吸道感染。皮肤：多汗 / 湿冷，瘙痒。特殊感觉：视力模糊、耳痛、耳鸣、味觉异常。

发生率在 1% 以下考虑可能与酒石酸布托啡诺有关的不良反应报告如下。心血管系统：低血压、晕厥。神经系统：异梦、焦虑、幻觉、敌意、药物戒断症状。皮肤：皮疹 / 风团。泌尿系统：排尿障碍。

【禁忌证】（1）对本品或本品中其他成分过敏者禁用。

（2）因阿片的拮抗特征，本品不宜用于依赖那可汀的患者。

（3）年龄小于 18 岁患者禁用。

【药物相互作用】与中枢神经系统抑制药〔比如：酒精、巴比妥类（催眠镇静药），安定和抗组胺药〕合用时会导致抑制中枢神经系统的作用加强。布托啡诺的用量应为最小有效剂量，随后的剂量应尽可能降低。

与影响肝脏代谢的药物（比如：西咪替丁、红霉素、茶碱等）合用时建议内科医师经减小起始剂量并延长给药间歇。

【注意事项】（1）对于重复使用麻醉止痛药，且对阿片耐受的病人慎用。

（2）脑损害和颅内压升高的患者慎用或不用。

（3）肝肾疾病患者初始剂量时间时隔应延长到 6~8 小时，直至反应很好，随后的剂量随病人反应调整而不是按给药方案固定给药。

（4）对有心肌梗死、心室功能障碍、冠状动脉功能不全的患者慎用。发生高血压时，应立即停药。

（5）本品可致呼吸抑制，尤其是同时服用兴奋 CNS 药或患有 CNS 疾病或呼吸功能缺陷的患者，慎用。

（6）服用本品时，禁止喝酒。

（7）本品有可能会产生生理依赖性和滥用。

【制剂与规格】酒石酸布托啡诺注射液：1ml：1mg；2ml：4mg。

纳洛酮　Naloxone

【药理作用】本品为阿片受体拮抗药，本身几乎无药理活性，但能竞争性拮抗各类阿片受体，对 μ 受体有很强的亲和力。

【适应证】（1）用于阿片类药物复合麻醉术后，拮抗该类药物所致的呼吸抑制，促使患者苏醒。

（2）用于阿片类药物过量，完全或部分逆转阿片类药物引起的呼吸抑制。

（3）解救急性乙醇中毒。

（4）用于急性阿片类药物过量的诊断。

【用法与用量】本品可静脉滴注、静脉注射或肌内注射给药。静脉注射起效最快，适合在急诊时使用。

静脉滴注：本品 2mg 用 500ml 氯化钠注射液或葡萄糖溶液稀释，使浓度达到 0.004mg/ml。混合液在 24 小时内使用，超过 24 小时剩余的混合液必须丢弃。根据患者反应控制滴注速度。

（1）成人　①阿片类药物过量，首次可静脉注射本品 0.4~2mg，如果未获得呼吸功能的理想的对抗和改善作用，可隔 2~3 分钟重复注射给药，如果给 10mg 还未见反应，就应考虑此诊断问题。如果不能静脉给药，可肌内给药。②部分纠正在手术使用阿片类药物后阿片的抑制效应，通常较小剂量本品即有效。首次纠正呼吸抑制时，应每隔 2~3 分钟，静脉注射 0.1~0.2mg，直至产生理想的效果，即有通畅的呼吸和清醒度，无明显疼痛和不适。大于必需剂量的本品可明显逆转痛觉缺失和升高血压。同样，逆转太快可引起恶心、呕吐、出汗或循环系统负担增加。③ 1~2 小时时间间隔内需要重复给予本品的量取决于最后一次使用的阿片类药物的剂量、给药类型（短作用型还是长作用型）与间隔时间。④重度乙醇中毒 0.8~1.2mg，一小时后重复给药 0.4~0.8mg。

（2）儿童　①阿片类药物过量，儿童静脉注射的首次剂量为 0.01mg/kg。如果此剂量没有在临床上取得满意的效果，接下去则应给予 0.1mg/kg（如果不能静脉注射，可以分次肌内注射）。必要时可用灭菌注射用水将本品稀释。②术后阿片类药物抑制效应，参考上述成人部分相关内容。在首次纠正呼吸抑制效应时，每隔 2~3 分钟静脉注射本品 0.005mg~0.01mg，直至达到理想逆转程度。

（3）新生儿　阿片类药物引起的抑制，静脉注射、肌内注射或皮下注射的常用初始剂量为 0.01mg/kg，可参考上述成人部分相关内容。

纳洛酮激发试验：用来诊断怀疑阿片耐受或急性阿片过量。静脉注射本品 0.2mg，观察 30 秒钟看是否出现阿片戒断的症状和体征。如果未出现，或未达到逆转的作用，呼吸功能未得到改善，可间隔 2~3 分钟重复用药，每注射 0.6mg 观察 20 分钟。如果纳洛酮的给药总量达到 10mg 后仍未观察到反应，则阿片类药物诱发的或部分由阿片类药物引起毒性的诊断可能有误。在不能进行静脉注射给药时，可选用肌内注射或皮下注射。

【不良反应】（1）术后患者使用本品时偶见低血压、高血压、室性心动过速和纤颤、呼吸困难、肺水肿和心脏停搏。

（2）类阿片依赖　对阿片类药物产生躯体依赖的患者突然逆转其阿片作用可能会引起急性戒断综合征，包括但不局限于躯体疼痛、发热、出汗、流鼻涕、喷嚏、竖毛、打哈欠、无力、寒战或发抖、神经过敏、不安或易激惹、痢疾、恶心或呕吐、腹部痛性痉挛、血压升高、心悸等症状和体征。

（3）对新生儿，阿片戒断症状可能有惊厥、过度哭泣、反射性活动过多。

（4）术后使用本品和减药时引起的不良反应按器官系统分类如下　①心血管系统：高血压、低血压、皮肤热潮红或发红、心脏停搏或衰竭、心悸亢进、室性纤颤和室性心动过速。据报道由此引起的后遗症有死亡、昏迷和脑病。②胃肠道：恶心、呕吐；③神经精神系统：惊厥、感觉异常、癫痫大发作惊厥、激动、幻觉、发抖；④呼吸道、胸和膈：肺水肿、呼吸困难、呼吸抑制、低氧症；⑤皮肤：非特异性注射点反应、出汗。

【禁忌证】对本品过敏者。

【注意事项】（1）伴有肝脏疾病、肾功能不全患者应慎用本品。

（2）妊娠妇女只有在必要时才考虑使用本品，轻至中度高血压患者在临产时使用纳洛酮应密切监护，以免发生严重高血压。

（3）哺乳期应慎用本品。

（4）已知或可疑的阿片类药物躯体依赖患者，包括其母亲为阿片类药物依赖者的新生儿，突然或完全逆转阿片作用可能会引起急性戒断综合征。

（5）老年人应从小剂量开始。

（6）由于某些阿片类药物的作用时间长于纳洛酮，因此应该对使用本品效果很好的患者进行持续监护，必要时应重复给药。

（7）本品对非阿片类药物引起的呼吸抑制和左旋氧芬引起的急性毒性的控制无效。只能部分逆转部分性激动剂或混合激动剂/拮抗剂（如丁丙诺啡和喷他佐辛）引起的呼吸抑制，或需要加大纳洛酮的用量。如果不能完全响应，在临床上需要用机械辅助治疗呼吸抑制。

（8）在术后突然逆转阿片类抑制可能引起恶心、呕吐、出汗、发抖、心悸、血压升高、癫痫发作、室性心动过速和纤颤、肺水肿以及心脏停搏，严重的可导致死亡。术后患者使用本品过量可能逆转痛觉缺失并引起患者激动。

（9）有心血管疾病史，或接受其他有严重的心血管不良反应（低血压、室性心动过速或室颤、肺水肿）的药物治疗的患者应慎用本品。

（10）应用纳洛酮拮抗大剂量麻醉镇痛药后，由于痛觉恢复，可产生高度兴奋。表现为血压升高，心率增快，心律失常，甚至肺水肿和心室颤动。

（11）由于此药作用持续时间短，用药起作用后，一旦其作用消失，可使患者再度陷入昏睡和呼吸抑制。故需注意维持药效。

（12）阿片类中毒患儿对本品的反应很强，因此需要对其进行至少 24 小时的密切监护，直到本品完全代谢。

（13）本品不应给予有明显戒断症状和体征的患者，或者尿中含有阿片的患者。

（14）有些患者特别是阿片耐受患者对低剂量的

本品即可发生反应，静脉注射 0.1mg 的本品就可以起诊断作用。

【制剂与规格】盐酸纳洛酮注射液：1ml : 1mg；2ml : 2mg；10ml : 4mg。

1.4.2　对乙酰氨基酚和非甾体抗炎药

对乙酰氨基酚　Paracetamol

【药理作用】本品为乙酰苯胺类解热镇痛药。现有研究认为通过抑制前列腺素合成酶而抑制前列腺素的合成释放，提高痛阈发挥镇痛作用；同时通过抑制环氧化酶选择性抑制下丘脑体温调节中枢前列腺素的合成，导致外周血管扩张、出汗从而达到解热作用。

【适应证】缓解轻度至中度疼痛，如头痛、肌痛、关节痛等的对症治疗。

【用法与用量】退热镇痛：口服。

（1）成人　一次 0.3~0.6g，一日 3~4 次；一日量不超过 2g，退热疗程一般不超过 3 天，镇痛不宜超过 10 天。

（2）儿童　按体重一次 10~15mg/kg，每 4~6 小时 1 次。或按体表面积一天 $1.5g/m^2$，分次服，每 4~6 小时 1 次；12 岁以下的小儿每 24 小时不超过 5 次量。解热用药一般不超过 3 天，镇痛遵医嘱。

【不良反应】常规剂量下的不良反应很少，少见恶心、呕吐、出汗、腹痛、皮肤苍白等；罕见过敏性皮炎（皮疹、皮肤瘙痒等）、粒细胞缺乏、血小板减少、高铁血红蛋白血症、贫血、肝肾功能损害和胃肠道出血等。

【药物相互作用】（1）应用巴比妥类（如苯巴比妥）或解痉药（如颠茄）的患者，长期应用本品可致肝损害。

（2）本品与氯霉素同服，可增强后者的毒性。

【禁忌证】严重肝肾功能不全患者及对本品过敏者禁用。

【注意事项】（1）对阿司匹林过敏者，一般对本品不发生过敏反应，但有报告在因阿司匹林过敏发生哮喘的患者中，少数（<5%）可于服用本品后发生轻度支气管痉挛性反应。

（2）肝病者尽量避免长期使用。

（3）肾功能不全者长期大量使用本品有增加肾脏毒性的危险，故建议减量使用。

（4）孕妇及哺乳期慎用。

（5）3岁以下儿童因其肝、肾功能发育不全慎用。

（6）长期大剂量用药应定期进行肝肾功能和血象检查。

（7）不宜大量或长期用药以防引起造血系统和肝肾功能损害。

【制剂与规格】对乙酰氨基酚片：0.1g；0.3g；0.5g。对乙酰氨基酚缓释片：0.65g。对乙酰氨基酚混悬液：15ml∶1.5 g。

丙帕他莫　propacetamol

【药理作用】本品是对乙酰氨基酚的前体药物，具有解热镇痛作用。

【适应证】在临床急需静脉给药治疗疼痛或高度发热时，其他给药方式不适合的情况下，用于中度疼痛的短期治疗，尤其是外科手术后疼痛。也可用于发热的短期治疗。

【用法与用量】成人，静脉注射，一次 1~2g，一日 2~4 次，给药间隔最少不得短于 4 小时，最大日剂量为 8g。体质虚弱的患者给药剂量为一次 1g。静脉滴注剂量同上，本药临用前用适量 0.9% 氯化钠注射液或所附专用溶媒枸橼酸钠溶液完全溶解，将其稀释成终浓度为 20mg/ml 的溶液后使用，并在 15 分钟内给药完毕。

老年患者由于肝、肾功能减退，本药半衰期有所延长，易发生不良反应，应适当减量使用。15 岁以下儿童慎用；15 岁以上儿童：静脉注射同成人用法用量。静脉滴注同上。

【不良反应】（1）常见不良反应主要是注射部位局部疼痛（10%）。发生率低于万分之一的不良反应有头晕、身体不适、红斑或荨麻疹等轻度过敏反应、血小板减少、白细胞减少、贫血、低血压、氨基转移酶升高和接触性皮炎。有发生应急性休克的报道。

（2）大剂量或长期使用时，凝血酶原时间、血清胆红素、乳酸脱氢酶（LDH）、血清氨基转移酶均可升高。

（3）本药也可能导致严重心血管血栓性不良反应、心肌梗死和脑卒中的风险增加、新发高血压或已有高血压症状加重。

（4）本药还可能导致严重的皮肤不良反应，如剥脱性皮炎、Stevens-Johnson 综合征、中毒性表皮坏死松解症（TEN）。

（5）对某些检验值或诊断有一定影响

【禁忌证】（1）对本药或对乙酰氨基酚过敏者。

（2）使用阿司匹林或其他非甾体类抗炎药后诱发哮喘、荨麻疹或其他过敏反应的患者。

（3)冠状动脉旁路移植术(CABG)围术期的患者。

（4）严重肝功能损害者。

（5）肌酐清除率低于 30ml/min 者。

（6）未满 3 个月的婴儿。

【注意事项】（1）本药应避免与其他非甾体类抗炎药，包括选择性 COX-2 抑制药合用。

（2）对阿司匹林过敏者一般对本药不发生过敏反应。但少数（<5%）阿司匹林敏感性哮喘患者有用药后发生轻度支气管痉挛的报道。

（3）依据控制症状的需要，在最短治疗时间内使用最低有效剂量，可使不良反应降到最低。

（4）以下情况慎用　患有肝脏疾病或有大量饮酒习惯者；肾脏疾病或肾功能不全者；有高血压和（或）心力衰竭（如液体潴留和水肿）病史者；15 岁以下儿童；老年患者。

【制剂与规格】注射用盐酸丙帕他莫：1.0g；2.0g。

氟比洛芬　Flurbiprofen

【药理作用】本品是以脂微球为药物载体的非甾体类镇痛药，通过抑制环氧合酶从而抑制前列腺素的合成，发挥镇痛作用。

【适应证】术后及癌症的镇痛。

【用法与用量】通常成人每次静脉给予氟比洛芬酯 50mg，尽可能缓慢给药（1 分钟以上），根据需要使用镇痛泵，必要时可重复应用。并根据年龄、症状适当增减用量。一般情况下，本品应在不能口服药物或口服药物效果不理想时应用。

【不良反应】（1）严重不良反应　罕见休克、急性肾衰、肾病综合征、胃肠道出血、伴意识障碍的抽搐。

（2）在氟比洛芬的其他制剂的研究中还观察到

以下严重不良反应:罕见再生障碍性贫血、中毒性表皮坏死症(Lyell综合征)、剥脱性皮炎。

(3)一般的不良反应 注射部位:偶见注射部位疼痛及皮下出血。消化系统:有时出现恶心、呕吐,转氨酶升高,偶见腹泻,罕见胃肠出血。精神和神经系统:有时出现发热,偶见头痛、倦怠、嗜睡、畏寒。循环系统:偶见血压上升、心悸。皮肤:偶见瘙痒、皮疹等过敏反应。血液系统:罕见血小板减少,血小板功能低下。

【禁忌证】消化道溃疡患者,严重的肝、肾及血液系统功能障碍患者,严重的心衰、高血压患者,对本制剂成分有过敏史的患者,阿司匹林哮喘或有既往史的患者,正在使用依洛沙星、洛美沙星、诺氟沙星的患者禁用。

【药物相互作用】禁止与洛美沙星、诺氟沙星、依诺沙星合用,合用有导致抽搐发生的可能。

【注意事项】(1)妊娠妇女应用的安全性尚未确立,妊娠或可能妊娠的妇女必须在治疗的有益性大于危险性时才能应用;尽量不在妊娠末期应用(动物试验中发现在妊娠末期的大鼠用药后可导致分娩延迟及胎儿的动脉导管收缩)。

(2)应用本品过程中避免哺乳(可能会转移到母乳中)。

(3)以下情况慎用 有消化道溃疡既往史的患者,有出血倾向、血液系统异常或有既往史的患者,心、肝、肾功能不全或有既往史的患者及高血压患者,有过敏史的患者,有支气管哮喘的患者。

(4)儿童使用的安全性尚未确定,因此儿童不宜使用。

(5)要特别当心老年患者出现不良反应,要从小剂量开始慎重给药。

（6）尽量避免与其他的非甾体抗炎药合用。

（7）不能用于发热患者的解热和腰痛症患者的镇痛。

（8）本品的给药途径为静脉注射，不可以肌内注射。

（9）本品应避免长期使用，在不得已需长期使用时，要定期监测血尿常规和肝功能，及时发现异常情况，给予减量或停药。

（10）在用药过程中要密切注意患者的情况，及时发现不良反应，并作适当的处理。

【制剂与规格】氟比洛芬酯注射液：5ml：50mg。

帕瑞昔布　Parecoxib

【药理作用】帕瑞昔布是伐地昔布的前体药物。伐地昔布在临床剂量范围是选择性 COX-2 抑制剂。

【适应证】用于手术后疼痛的短期治疗。在决定使用选择性 COX-2 抑制剂前，应评估患者的整体风险。

【用法与用量】（1）静脉或肌内注射推荐剂量为 40mg，随后视需要间隔 6~12 小时给予 20mg 或 40mg，每天总剂量不超过 80mg。可直接进行快速静脉推注，或通过已有静脉通路给药。肌内注射应选择深部肌肉缓慢推注。疗程不超过 3 天。

（2）本品可使用氯化钠溶液 9mg/ml（0.9%）、葡萄糖注射液 50g/L（5%）、氯化钠 4.5mg/ml（0.45%）和葡萄糖 50g/L（5%）注射液作为溶媒。

（3）对于老年患者（≥ 65 岁）不必进行剂量调整。但是，对于体重低于 50kg 的老年患者，本品的初始剂量应减至常规推荐剂量的一半且每日最高剂量应减至 40mg。

（4）肝、肾功能损伤者 对于轻度肝功能损伤者不必调整剂量。中度肝功能损伤者应慎用，剂量应减至常规用量的一半，且每日最高剂量降至 40mg。对肾功能损伤者不必调整剂量，但对肾功能损伤的患者以及有体液潴留倾向的患者应密切观察。

【不良反应】常见：术后贫血、低钾血症、焦虑、失眠、感觉减退、高血压，低血压、呼吸功能不全、咽炎、干槽症，消化不良，胃肠气胀、瘙痒、背痛、少尿、外周水肿、肌酐升高。

少见：胸骨伤口异常浆液状引流物，伤口感染、血小板减少、脑血管疾病、心动过缓、高血压加重、胃及十二指肠溃疡、瘀斑、SGOT 升高，SGPT 升高，血液尿素氮升高。

罕见：急性肾衰、肾衰、心肌梗死、充血性心力衰竭、腹痛、恶心、呕吐、呼吸困难、心动过速和皮肤黏膜眼综合征（Stevens-Johnson 综合征）。

非常罕见：多样型红斑，剥脱性皮炎及超敏反应（包括过敏反应和血管性水肿）。

【禁忌证】对本品有过敏史者；有严重药物过敏反应史，尤其是皮肤反应，如（Stevens-Johnson 综合征）、中毒性表皮坏死松解症，多形性红斑等，或已知对磺胺类药物超敏者；活动性消化道溃疡或胃肠道出血；支气管痉挛、急性鼻炎、鼻息肉、血管神经性水肿、荨麻疹以及服用阿司匹林或非甾体抗炎药（包括 COX-2 抑制剂）后出现其他过敏反应的患者；处于妊娠后三分之一孕程或正在哺乳者；严重肝功能损伤（血清白蛋白 <25g/L 或 Child-Pugh 评分 ≥ 10）；炎症性肠病；充血性心力衰竭（NYHA Ⅱ~Ⅳ）；冠状

动脉搭桥术后用于治疗术后疼痛；已确定的缺血性心脏疾病，外周动脉血管和（或）脑血管疾病。

【药物相互作用】（1）正在接受华法林或其他抗凝血药物治疗的患者使用本品，将增加发生出血并发症的风险，尤其在治疗开始后数天内。

（2）NSAIDs 与环孢霉素或他克莫司合用可以增强环孢霉素或他克莫司的肾毒性。

（3）正在接受氟康唑治疗的患者合并使用帕瑞昔布，应降低帕瑞昔布剂量。

【注意事项】（1）轻度肝功能损伤的患者（Child–Pugh 评分 5~6）不必进行剂量调整。中度肝功能损伤的患者（Child–Pugh 评分 7~9）应慎用本品，剂量应减至常规推荐剂量的一半且每日最高剂量降至40mg。目前尚无严重肝功能损伤患者（Child–Pugh 评分 ≥ 10）的临床用药经验，因此禁用于本类患者。

（2）不必对轻度至中度（肌酐清除率 30~80ml/min）或重度（肌酐清除率 <30ml/min）肾功能损伤的患者进行剂量调整。但肾功能损伤的患者以及具有液体潴留倾向的患者用药时应密切观察。

（3）妊娠期妇女，除非必需，否则不推荐在妊娠期前三分之二阶段或分娩期使用本品。

（4）哺乳期妇女不宜使用本品。

（5）以下情况慎用　具有发生心血管事件的高危因素者（如：高血压、高血脂、糖尿病、吸烟）、老年人、服用其他非甾体抗炎药或阿司匹林或有过胃肠道疾病病史者（如溃疡或胃肠道出血）、脱水患者、口服华法林或其他口服抗凝血药者。

（6）儿童不推荐使用。

（7）由于应用本品超过 3 天的临床经验有限，

建议临床连续使用不超过 3 天。

（8）由于选择性 COX-2 抑制剂缺少抗血小板聚集作用，故本品不可替代阿司匹林用于预防心血管血栓栓塞类疾病，治疗期间不能中止抗血小板治疗。

【制剂与规格】注射用帕瑞昔布钠：20mg；40mg（以帕瑞昔布钠计）。

布洛芬　Ibuprofen

【药理作用】本品能抑制前列腺素的合成，具有镇痛、解热和抗炎的作用。

【适应证】缓解各种慢性关节炎的关节肿痛症状，治疗各种软组织风湿性疼痛如肩痛、腱鞘炎、滑囊炎、肌痛及运动后损伤性疼痛等，急性疼痛如手术后、创伤后、劳损后、原发性痛经、牙痛、头痛等，有解热作用。

【用法与用量】布洛芬片（胶囊）：成人，轻中度疼痛，一次 0.2~0.4g，每 4~6 小时一次。一日最大剂量为 2.4g。缓释剂型一次 0.3g，一日 2 次。

儿童用量：一次按体重 5~10mg/kg，一日 3 次。口服。儿童日最大剂量为 2.0g。

【不良反应】消化道症状包括消化不良、胃烧灼感、胃痛、恶心、呕吐。少见的为胃溃疡和消化道出血，以及头痛、嗜睡、晕眩、耳鸣、皮疹、支气管哮喘发作、肝酶升高、血压升高、白细胞计数减少、水肿等。罕见的为肾功能不全。

【禁忌证】（1）活动性消化性溃疡。

（2）对阿司匹林或其他非甾体抗炎药过敏者。

（3）服用此类药物诱发哮喘、鼻炎或荨麻疹患者。

（4）严重肝病患者及中重度肾功能不全者。

【药物相互作用】（1）本品与肝素、双香豆素等抗凝药同用时，可导致凝血酶原时间延长，增加出血倾向。

（2）本品与地高辛、氨甲蝶呤、口服降血糖药物同用时，能使这些药物的血药浓度增高，不宜同用。

（3）本品与呋塞米（呋喃苯胺酸）同用时，后者的排钠和降压作用减弱；与抗高血压药同用时，也降低后者的降压效果。

【注意事项】（1）对阿司匹林或其他非甾体抗炎药过敏者对本品可有交叉过敏反应。

（2）本品可能增加胃肠道出血的风险并导致水钠潴留。

（3）轻度肾功能不全者可使用最小有效剂量并密切监测肾功能和水钠潴留情况。

（4）孕妇及哺乳期妇女尽量避免使用。

（5）避免本品与小剂量阿司匹林同用以防后者减效。

（6）有消化道溃疡病史、支气管哮喘、心功能不全、高血压、血友病或其他出血性疾病、有骨髓功能减退病史的患者慎用。长期用药时应定期检查血象及肝、肾功能。

（7）长期用药时应定期检查血象及肝、肾功能。

【制剂与规格】布洛芬片剂：0.1g；0.2g。布洛芬胶囊：0.1g；0.2g。布洛芬缓释胶囊：0.3g。布洛芬口服液：10ml：0.1g。布洛芬混悬液：100ml：2g。布洛芬滴剂：15ml：600mg。

塞来昔布　Celecoxib

【药理作用】本品通过选择性的抑制 COX-2 从

而抑制前列腺素的合成发挥镇痛抗炎作用。

【适应证】缓解骨关节炎、类风湿关节炎、强直性脊柱炎的肿痛症状，也用于缓解手术前后、软组织创伤等的急性疼痛。

【用法与用量】口服。（1）骨关节炎：一日200mg，1次服用，如有必要，可增加剂量。最大剂量为：一次200mg，一日2次，儿童不推荐使用。

（2）类风湿关节炎及强直性脊柱炎　可增加到一次200mg，一日1~2次，儿童不推荐使用。

（3）镇痛　成人一次400mg，一日1次，疗程不超过7天。

【不良反应】（1）常见胃肠胀气、腹痛、腹泻、消化不良、咽炎、鼻窦炎；由于水钠潴留可出现下肢水肿、头痛、头晕、嗜睡、失眠。

（2）少见口炎、便秘、心悸、疲乏、四肢麻木、肌肉痉挛、血压升高。

（3）偶见 ALT、AST 升高。

（4）罕见味觉异常、脱发。

（5）非常罕见癫痫恶化。

【禁忌证】对磺胺过敏者、对阿司匹林或其他非甾体类抗炎药物过敏或诱发哮喘者及对本品过敏者、有心肌梗死史或脑卒中史者、严重心功能不全者及重度肝功能损害、孕妇及哺乳期妇女均禁用本品。

【注意事项】（1）本品属非甾类抗炎药中选择性 COX-2 抑制剂类。它导致胃肠黏膜损伤而引起消化性溃疡和出血的风险较其他传统非甾体抗炎药为少。适用于有消化性溃疡、肠道溃疡、胃肠道出血病史者。

（2）本品有引起心血管栓塞事件的风险，且与剂量及疗程（1年以上连续服用）相关。有心血管风险者慎用。

（3）本品的心血管栓塞事件的风险与其他传统NSAID 相似。

（4）本品长期服用可引起血压升高、钠潴留、水肿等。故长期服用宜监测血压、血象、肝肾功能。

（5）本品化学结构中一个芳基为苯磺酰胺，故与磺胺类药有交叉过敏反应，因此在使用本品前要询问患者是否对磺胺类药过敏。

（6）有支气管哮喘病史、过敏性鼻炎、荨麻疹病史者慎用。

（7）有中度肝肾损害者，本品剂量应减低而慎用。

（8）服用本品时不能停服因防治心血管病所需服用的小剂量阿司匹林，但两者同服会增加胃肠道不良反应。

【制剂与规格】塞来昔布胶囊：100mg；200mg。

美洛昔康　Meloxicam

【药理作用】本品通过抑制环氧合酶抑制前列腺素的合成，从而发挥镇痛抗炎作用。

【适应证】用于慢性关节病，包括缓解急慢性脊柱关节病、类风湿关节炎、骨性关节炎等的疼痛、肿胀及软组织炎性、创伤性疼痛、手术后疼痛。

【用法与用量】口服。骨性关节炎：一日 7.5mg一次服用，一日最大剂量为 15mg；强直性脊柱炎和类风湿关节炎：一日 15mg 分 2 次服用，也可减量至一日 7.5mg。成人一日最大剂量为 15mg，老年人一日7.5mg。

直肠给药：骨性关节炎 7.5~15mg，睡前肛内塞入；类风湿关节炎和强直性脊柱炎 15mg 或 7.5mg，睡前肛内塞入。老年人 7.5mg，睡前肛内塞入。

【不良反应】常见贫血、轻微头晕、头痛、消化不良、恶心、呕吐、腹痛、便秘、胀气、腹泻、瘙痒、皮疹、肝药酶短暂升高，停药即消失。少见白细胞计数减少、血小板减少、粒细胞缺乏、眩晕、耳鸣、嗜睡、心悸、胃肠道出血、消化性溃疡、食管炎、口炎、短暂肝肾功能轻度异常、荨麻疹。罕见过敏样反应、哮喘发作、胃炎、结肠炎、消化性溃疡、穿孔或胃肠道出血、肝炎、Stevens-Johnson 综合征和中毒性表皮坏死松解症、血管性水肿、多形红斑和感光过敏及肾衰等。

【禁忌证】妊娠及哺乳妇女、对本品过敏者、对使用阿司匹林或其他非甾体类抗炎药物后出现哮喘、鼻腔息肉、血管水肿或荨麻疹者、活动性消化性溃疡或消化性溃疡出血者、严重肝功能不全者、非透析性严重肾功能不全者、胃肠道出血、脑出血或其他出血和严重心衰者均禁用。

【注意事项】本品出现胃肠道溃疡和出血风险略低于其他传统 NSAIDs。服用时宜从最小有效剂量开始。有消化性溃疡史者慎用。服药者定期检查其肝肾功能，尤其是 65 岁以上老年患者。

15 岁以下儿童不推荐使用。

【制剂与规格】美洛昔康片：7.5mg。美洛昔康栓：15mg。

双氯芬酸 Diclofenac

【药理作用】双氯芬酸系非甾体类化合物，通过抑制前列腺素的合成而产生镇痛、抗炎、解热作用。

【适应证】用于各种急慢性关节炎和软组织风湿所致的疼痛，以及创伤后、术后的急性疼痛、牙痛、头痛等。对成年人和儿童的发热有解热作用。双氯芬酸钾起效迅速，可用于痛经及拔牙后止痛用。

【用法与用量】肠溶片。成人：①关节炎，一次25~50mg，一日 3 次；②急性疼痛，首次 50mg，以后25~50mg，每 6~8 小时 1 次。小儿：一日 0.5~2mg/kg，一日最大量为 3mg/kg，分 3 次服。

缓释胶囊：成人，关节炎，一次 75~100mg，一日 1~2 次。一日最大剂量为 150mg。

栓剂直肠给药：成人，一次 50mg，一日 50~100mg。肛门塞入。

乳胶剂：外用，一日 3 次。

【不良反应】常见上腹部疼痛以及恶心、呕吐、腹泻、腹部痉挛、消化不良、腹部胀气、厌食。少见头痛、头晕、眩晕、皮疹、血清 AST 及 ALT 升高、血压升高。罕见过敏反应以及水肿、胃肠道溃疡、出血、穿孔和出血性腹泻。

【禁忌证】对本品或同类药品有过敏史、活动性消化性溃疡患者、中重度心血管病变者禁用。

【注意事项】（1）本品可增加胃肠道出血的风险并导致水钠潴留，血压上升。

（2）轻度肾功能不全者可使用最小有效剂量并密切监测肾功能和水钠潴留情况。

（3）本品有使肝酶升高倾向，故使用期间宜监测肝功能。

（4）孕妇及哺乳期妇女尽量避免使用。

（5）胃肠道溃疡史者避免使用。有心功能不全病史、肝、肾功能损害和老年患者及服用利尿剂或任何原因细胞外液丢失的患者慎用。

（6）有眩晕史或其他中枢神经疾病史的患者服用本品期间应禁止驾车或操纵机器。

（7）长期用药应定期进行肝肾功能、血象、血压监测。

【制剂与规格】双氯芬酸钠肠溶片：25mg；50mg。双氯芬酸钠缓释胶囊：50mg；100mg。双氯芬酸钠栓剂：50mg；100mg。

洛索洛芬钠　Sodium loxolofen

【药理作用】本品为前体药物，体内转化为活性代谢产物通过抑制前列腺素的合成发挥镇痛、抗炎及解热作用，尤其是镇痛作用很强。

【适应证】①类风湿性关节炎、骨性关节炎、腰痛症、肩关节周围炎、颈肩腕综合征等疾病的消炎和镇痛。②手术后，外伤后及拔牙后的镇痛和消炎。③急性上呼吸道炎（包括伴有急性支气管炎的急性上呼吸道炎）下述疾患的解热和镇痛。

【用法与用量】口服：不宜空腹服药。

（1）用于适应证①或②时　成人一次 60mg，一日 3 次。出现症状时，可 1 次口服 60~120mg，应随年龄及症状适宜增减或遵医嘱。

（2）用于适应证③时　成人一次顿服 60mg，应随年龄及症状适宜增减。但原则上一日 2 次，一日最大剂量不超过 180mg，或遵医嘱。

【禁忌证】有消化性溃疡、严重血液学异常和肝、肾功能损害、心功能不全者，对本品成分有过敏反应、阿司匹林哮喘者、妊娠晚期妇女。

【不良反应】（1）严重不良反应　休克、溶血性贫血、皮肤黏膜眼综合征、急性肾功能衰竭、肾病综合征、间质性肺炎、消化道出血、肝功能障碍、黄疸、哮喘发作。

（2）其他不良反应　皮疹、瘙痒感、荨麻疹、腹痛胃部不适感、食欲减退、恶心及呕吐、腹泻、便秘、胃灼热、口内炎、消化不良、嗜睡、头痛、贫血白细胞计数减少、血小板减少、嗜酸粒细胞增加、肝酶升高、水肿、心悸、面部潮红。

【注意事项】（1）妊娠期妇女用药应权衡利弊。

（2）哺乳期妇女用药时停止哺乳。

（3）以下情况慎用：有消化性溃疡既往史患者，血液异常或有其既往史患者，肝损害或有其既往史患者，肾损害或有其既往史患者，心功能异常患者，有过敏症既往史患者，支气管哮喘患者，高龄者。

（4）长期用药时，应定期查尿常规、血常规及肝功能，若出现异常应减量或停止用药。

（5）用于急性疾患时，应考虑急性炎症、疼痛及发热程度而给药；原则上避免长期使用同一药物。

（6）伴有高热的高龄者或合并消耗性疾患的患者，密切观察病情。

（7）用于感染引起的炎症时，应合用适当抗菌药，慎重给药。

（8）避免与其他 NSAIDs 合用。

（9）有长期使用非甾体抗炎药可导致女性暂时性的不育的报道。

【制剂与规格】洛索洛芬钠片：60mg。

1.4.3 曲马多

曲马多 Tramadol

【药理作用】盐酸曲马多主要作用于中枢神经系统与疼痛相关的特异性受体。无致平滑肌痉挛作用。

【适应证】用于中度至重度疼痛。

【用法与用量】（1）注射剂　成人及 12 岁以上儿童，肌内注射，一次 100mg，必要时可重复。一般

情况下日剂量不超过 400mg,

（2）缓释片　整片吞服，一般从一次 50mg 开始，12 小时服用一次，根据患者疼痛程度可调整用药剂量。一般成人及 14 岁以上中度疼痛的患者，单剂量为 50~100mg；体重不低于 25 公斤的 1 岁以上儿童的服用剂量为每公斤体重 1~2mg。本品最低剂量为 50mg（半片），最高日剂量通常不超过 400mg。肝、肾功能不全者，应酌情使用。老年患者用量，应有所减少。两次服药的时间间隔，不得少于 8 小时。

【不良反应】常见恶心、呕吐、便秘、口干、头昏、嗜睡、出汗。少见过敏反应、低血压、心动过速、胃肠功能紊乱、头痛、视觉异常、情绪不稳、欣快、活动减退、机能亢进、认知和感觉障碍、惊厥、精神混乱、药物依赖性、幻觉、戒断综合征、瘙痒、皮疹、荨麻疹、血管神经性水肿、排尿障碍、尿潴留、呼吸困难、支气管痉挛、呼吸抑制，罕见高血压和心动过缓。

【禁忌证】对曲马多及其赋形剂过敏者；妊娠期妇女；1 岁以下儿童；乙醇、镇静剂、镇痛剂、阿片类或者精神类药物急性中毒患者；正在接受单胺氧化酶抑制剂治疗或在过去 14 天服用过此类药物者；本品不得用于戒毒治疗。

【药物相互作用】（1）本品与选择性 5- 羟色胺再摄取抑制剂、三环类抗抑郁剂、单胺氧化酶抑制剂、抗精神病药合用时能增加癫痫发作的危险性。

（2）与乙醇、镇静剂、镇痛药或其他精神抑制药合用会引起急性中毒。

（3）本品与中枢神经系统抑制剂（如地西泮）合用时应适当减量。

（4）不能与下列注射剂配伍使用：双氯芬酸、吲哚美辛、保泰松、地西泮、氟硝西泮和硝酸甘油。

（5）同时使用或用药前使用酰胺咪嗪酶诱导剂，会导致镇痛效果及药物有效作用时间的降低。

（6）不建议曲马多与激动剂/拮抗剂混合物（如丁丙诺啡、纳布啡、喷他佐辛）同时使用，因为这种情况下理论上会削弱纯激动剂的镇痛作用。

（7）有报道 5- 羟色胺综合征的散发病例与曲马多和选择性 5- 羟色胺再摄取抑制剂一起使用有关。

（8）与香豆素衍生物（如华法林）一起使用时有 INR 和淤斑会增多的报道。

【注意事项】（1）哺乳期妇女使用时约有 0.1% 剂量可经乳汁分泌，故单次应用不必中断哺乳。

（2）肝肾功能不全者慎用。

（3）以下情况慎用 对阿片类药物敏感者、有心脏疾患者及老年人。

（3）对阿片类药依赖、有头部损伤、休克、不明原因的神志模糊、呼吸中枢及呼吸功能异常、颅内压升高的患者，应用本品应特别小心。

（4）当使用超过推荐的日使用剂量的上限（400mg）时有出现惊厥的危险，合并应用能降低痉挛阈值或其本身可诱发惊厥的药物（如抗抑郁剂，神经阻滞剂等）时惊厥出现的危险性增加。

（5）禁止作为对阿片类有依赖性患者的代替品。

（6）有药物滥用或依赖性倾向的患者不宜使用。本品属于第二类精神药品，应按有关规定使用和管理。

（7）本品有可影响患者的驾驶和机械操作能力，尤其是与乙醇同时服用时更为严重。

（8）突然撤药可能导致戒断症状，建议缓慢减药。

（9）过量时呼吸抑制可用纳洛酮解救，曲马多过量不能单纯应用血液透析和血液滤过治疗。

【制剂与规格】盐酸曲马多注射液：1ml∶50mg；2ml∶50mg；2ml∶100mg。盐酸曲马多缓释片：50mg；100mg；150mg。

1.4.4　局麻药

布比卡因　Bupivacaine

【药理作用】为酰胺类长效局部麻醉药，其麻醉时间比盐酸利多卡因长 2~3 倍，弥散度与盐酸利多卡因相仿。

【适应证】用于局部浸润麻醉、外周神经阻滞和椎管内阻滞。

【用法与用量】（1）臂丛神经阻滞　0.25% 溶液 20~30ml 或 0.375% 20ml（50~70mg）。

（2）骶管阻滞　0.25% 溶液 15~30ml（37.5~75mg），或 0.5% 溶液 15~20ml（75~100mg）。

（3）硬脊膜外间隙阻滞　0.25%~0.375% 溶液可以镇痛，0.5% 可用于一般的腹部手术等。

（4）局部浸润　总用量一般以 175~200mg（0.25%，70~80ml）为限，24 小时内分次给药，一日极量 400mg。

（5）交感神经节阻滞的总用量　50~125mg（0.25%，20~50ml）。

（6）蛛网膜下隙阻滞常用量　5~15mg，并加10% 葡萄糖成高密度液或用脑脊液稀释成近似等密度液。

【不良反应】（1）少数患者可出现头痛、恶心、呕吐、尿潴留及心率减慢等。如果出现严重副反应，可静脉注射麻黄碱或阿托品。

（2）过量或误入血管可产生严重的毒性反应，

一旦发生心肌毒性几无复苏希望。

【禁忌证】对本品过敏者、肝肾功能不全者禁用。

【注意事项】（1）12 岁以下儿童慎用。

（2）本品毒性较利多卡因大 4 倍，心脏毒性尤应注意，其引起循环衰竭和惊厥比值较小（CC/CNS=3.7±0.5），心脏毒性症状出现较早，往往循环衰竭与惊厥同时发生，一旦心脏停搏，复苏甚为困难。

（3）局部浸润麻醉儿童用 0.1% 浓度。

【制剂与规格】盐酸布比卡因注射液：5ml：25mg；5ml：37.5mg。

左布比卡因　Levobupivacaine

【药理作用】左布比卡因是酰胺类局部麻醉药。局部麻醉药通过增加神经电刺激的阈值、减慢神经刺激的传播和减少动作电位的升高率来阻滞神经刺激的产生和传导。

【适应证】主要用于外科硬膜外阻滞麻醉。

【用法与用量】成人，用于神经阻滞或浸润麻醉，一次最大剂量 150mg。外科硬膜外阻滞：0.5%~0.75% 10~20ml　50~150mg 中度至全部运动阻滞。

【不良反应】低血压、恶心、术后疼痛、发热、呕吐、贫血、瘙痒、疼痛、头痛、便秘、眩晕、胎儿窘迫等，偶见哮喘、水肿、少动症，不随意肌收缩、痉挛、震颤、晕厥、心律失常、期外收缩、房颤、心搏停止、肠梗阻、胆红素升高、意识模糊、窒息、支气管痉挛、呼吸困难、肺水肿、呼吸功能不全、多汗、皮肤变色等。

【禁忌证】（1）肝、肾功能严重不全、低蛋白血症、对本品过敏患者或对酰胺类局麻药过敏者禁用。

（2）若本品与盐酸肾上腺素混合使用时，禁用于毒性甲状腺肿，严重心脏病或服用三环抗抑郁药等患者。

（3）本品不用于蛛网膜下隙阻滞，因迄今无临床应用资料。

（4）本品不用于12岁以下儿童，其安全性有待证实。

【注意事项】（1）肝病患者须慎用。

（2）妊娠期妇女用本品应权衡利弊。

（3）大部分局部麻醉药能排入母体乳汁中，故哺乳期妇女用本品时需注意。

（4）使用时不得过量，过量可导致低血压、抽搐、心搏骤停、呼吸抑制及惊厥。

（5）如果出现严重低血压或心动过缓，可静脉注射麻黄碱或阿托品。

（6）如出现肌肉震颤、痉挛可给予巴比妥类药。

（7）给予局部麻醉注射液后须密切观察心血管、呼吸的变化和患者的意识状态，患者出现下列症状可能是中毒迹象：躁动不安、焦虑、语无伦次、口唇麻木与麻刺感、金属异味、耳鸣、头晕、视力模糊、肌肉震颤、抑郁或嗜睡。

（8）本品不宜静脉内注射用药，所以在注射给药中，回抽吸血液以确认不是血管内注射是必须的。

（9）左布比卡因注射液的溶液不用于产科子宫旁组织的阻滞麻醉。

【制剂与规格】盐酸左布比卡因注射液：5ml：37.5mg；10ml：50mg。

罗哌卡因　Ropivacaine

【药理作用】罗哌卡因是第一个纯左旋体长效酰胺类局麻药，有麻醉和镇痛双重效应，大剂量可产生外科麻醉，小剂量时则产生感觉阻滞（镇痛）仅伴有局限的非进行性运动阻滞。

【适应证】（1）外科手术麻醉　①硬膜外麻醉，包括剖宫产术；②区域阻滞。

（2）急性疼痛控制　①持续硬膜外输注或间歇性单次用药，如术后或分娩疼痛；②区域阻滞。

【用法与用量】用氯化钠注射液按所需给药浓度溶解后使用。常用麻醉的参考剂量见下表 1-5，或遵医嘱。一般情况，外科麻醉（如硬膜外用药）需要较高的浓度和剂量。对于镇痛用药（如硬膜外用药）控制急性疼痛），建议使用较低的浓度和剂量。

表 1-5　注射用盐酸罗哌卡因的推荐剂量

	浓度(mg/ml)	容量（ml）	总剂量（mg）	起效时间（min）	持续时间（h）
外科手术麻醉					
腰椎硬膜外给药					
外科手术	7.5	15~25	113~188	10~20	3~5
	10.5	15~20	150~200	10~20	4~6
剖宫手术	7.5	15~20	113~150	10~20	3~5
胸椎硬膜外给药					
术后镇痛	7.5	5~15	38~113	10~20	n/a
区域阻滞（例如末梢神经阻滞和浸润麻醉）	7.5	1~30	7.5~225	1~15	2~5
急性疼痛控制					
腰椎硬膜外给药					
单次给药量	2.0	10~20	20~40	10~15	0.5~1.5
追加剂量（足量）	2.0	10~15	20~30		

	浓度 (mg/ml)	容量（ml）	总剂量（mg）	起效时间（min）	持续时间（h）
（如分娩镇痛）（最小间隔 30 分钟）					
持续漏注（如分娩镇痛和术后镇痛）	2.0	6~14ml/h	12~28mg/h	n/a	n/a
胸椎硬膜外给药					
持续滴注（如术后镇痛）	2.0	4~8ml/h	8~16mg/h	n/a	n/a
区域阻滞（如末梢神经阻滞和浸润麻醉）	2.0	1~100	2~200	1~5	2~6

注：n/a 表示尚缺少资料。

上表中的剂量对提供有效的麻醉是必要的，可以作为用于成人的指导剂量。起效时间和持续时间会有个体差异。以上数据反映了所需平均剂量的预计范围。有关其他局麻技术，应参考权威教科书。

（1）在注射前以及注射期间，应仔细回吸以防止血管内注射。当需要大剂量注射时，如硬膜外麻醉，建议使用 3~5ml 试验剂量的含有肾上腺素的利多卡因（2% 赛罗卡因）。如误静脉内注射可引起短暂的心率加快，或误蛛网膜下隙注射可出现脊髓麻醉。在注入标准剂量前及注入中需反复回吸并注意缓慢注射或逐渐增加注射速度（25~50mg/min），同时密切观察患者的生命指征并持续与患者交谈。如出现中毒症状，应立即停止注射。硬膜外阻滞中，罗哌卡因单次最高 250mg 的剂量曾被使用过，且耐受良好。

当需要延长麻醉时，无论持续注入或重复单次注射都应考虑达到血浆中毒浓度或诱发局部神经损伤的危险，手术麻醉当累积剂量达到 800mg 时，或术后 24 小时用于镇痛时，对于成人来说都可以耐受。

（2）对术后疼痛的治疗，建议采用以下技术。如果术前已经放置硬膜外导管，可经此管给予本品 7.5mg/ml 实施硬膜外注射。术后用 2mg/ml 盐酸罗哌卡因维持镇痛。对大多数中度至重度的术后疼痛，临床研究表明每小时 6~10ml（12~20mg）的输液速度，能够提供有效镇痛，只伴有轻微而非进行性的运动神经阻滞。采用这一技术后，对阿片类药物的需求明显下降。临床研究还表明，对于需用较高剂量的患者，每小时 12~14ml（24~28mg）的输液速度也能较好地耐受。

（3）7.5mg/ml 以上的浓度未曾有用于剖宫产术的记录。临床经验表明盐酸罗哌卡因注射液硬膜外输入长达 24 小时是可行的。

【不良反应】最常见的不良反应为低血压和恶心。除此之外，临床报道常见的不良反应（>1%）是心动过缓、呕吐、感觉异常、体温升高、头痛、尿潴留、头晕、高血压、寒战、心动过速、焦虑、感觉减退。总的来说，本品严重不良反应几乎是少见的。只有在过大剂量或意外将药物注入血管内而使药物血浆浓度骤然上升或者是药物过量的情况下，本品才会造成急性毒性反应。

【禁忌证】对本品或同类药物过敏者。

【注意事项】（1）由于盐酸罗哌卡因在肝脏代谢，所以严重肝病患者应慎用，因药物排泄延迟，重复用药时需减少剂量。

（2）通常情况下肾功能不全患者如用单一剂量

或短期治疗不需调整用药剂量，慢性肾功能不全患者伴有酸中毒及低蛋白血症，发生全身性中毒的可能性增大，故慎用。

（3）妊娠期妇女慎用。

（4）本品不用于 12 岁以下的儿童。

（5）对于高龄或伴有其他严重疾患诸如患有心脏传导部分或全部阻滞、严重肝病或严重肾功能不全等疾病而需施用区域麻醉的患者，在实施麻醉前，应尽力改善患者的状况，药物剂量也应随之调整。第 III 类抗心律失常药（如胺碘酮）可能与罗哌卡因存在对心脏的相加作用，故应进行严密监护。

（6）本品用于硬膜外麻醉或外周神经阻滞中，特别是老年患者和伴有心脏病的患者发生局麻药误入血管时，曾有心跳停止的报道。发生心跳停止时，为了提高复苏成功率，应该延长复苏时间。

（7）硬膜外麻醉会产生低血压和心动过缓。如预先输注扩容剂或使用血管性增压药物，可减少这一副作用的发生。

（8）神经系统的疾病以及脊柱功能不良和区域麻醉有关，而和局部麻醉药几乎无关。

【制剂与规格】盐酸罗哌卡因注射液：10ml：20mg；10ml：75mg；10ml：100mg；20ml：40mg；20ml：150mg；20ml：200mg。

普鲁卡因　Procaine

【药理作用】本品为酯类局麻药，能暂时阻断神经纤维的传导而具有麻醉作用，本品对皮肤、黏膜穿透力弱，不适于表面麻醉。

【适应证】用于浸润麻醉、神经阻滞麻醉、蛛网膜下隙麻醉、硬膜外麻醉及封闭疗法等。

【用法与用量】（1）局部浸润麻醉　注射范围较大的，一般用0.25%~0.5%溶液；注射范围较小的，用1%溶液。本品一次用量为：不加肾上腺素时不得超过0.5g，加肾上腺素时不得超过1g。每小时不得超过1.5g。

（2）神经传导阻滞麻醉　使用本品1%~2%溶液。本品一次用量为：不加肾上腺素时不得超过0.5g，加肾上腺素时不得超过1g（指、趾的麻醉不得加肾上腺素）。每小时不得超过1g。

（3）蛛网膜下隙阻滞麻醉　一次不宜超过150mg，麻醉作用约可持续1小时，主要用于腹部以下持续时间不长的手术。

（4）硬膜外麻醉　2%溶液，一般一次注射20~25ml。每小时不得超过0.75g。

（5）封闭疗法　将本品液注射于与病变有关的神经周围或病变部位，用量同"局部浸润麻醉"。

【不良反应】（1）神经毒性：分为兴奋型和抑制型。①兴奋型表现为精神紧张、好语多动、心率增快，较严重时有呼吸急促、烦躁不安、血压升高、发绀甚至肌肉震颤直到惊厥，最终导致呼吸心跳停止；②抑制型表现为淡漠、嗜睡、意识消失，较严重时呼吸浅慢、间歇呼吸、脉搏徐缓、血压下降、最终导致心跳停止。

（2）本品可有高敏反应和过敏反应，个别患者可出现高铁血红蛋白症；剂量过大，吸收速度过快或误入血管可致中毒反应。

【禁忌证】心、肾功能不全，重症肌无力、败血症、恶性高热患者及对本品过敏者禁用。

【药物相互作用】（1）可加强肌松药的作用，使肌松药作用时间延长，与肌松药合用宜减少肌松药的用量。

（2）与其他局部麻醉药合用时应减量。

（3）本品可削减磺胺类药物的药效，不宜同时应用磺胺类药物。

（4）本品可增强洋地黄类药物的作用，合用可导致其毒性反应。

（5）新斯的明等抗胆碱酯酶药物可干扰本品代谢，使本品毒性增强，忌联合应用。

（6）本品可加深麻醉性镇痛药对呼吸的抑制及致低血压的作用。

（7）本品忌与下列药品配伍：碳酸氢钠、巴比妥类、氨茶碱、硫酸镁、肝素钠、硝普钠、甘露醇、甲基硫酸新斯的明、氢化可的松、地塞米松等。

【注意事项】（1）给药前必须作皮内敏感试验，注射部位周围有较大红晕时应谨慎，必须分次给药，有皮球红肿者应作较长时间观察，一次不超过30~50mg，证明无不良反应时，方可继续给药，有明显皮丘红肿主诉不适者，立即停药。

（2）对其他酯类局麻过敏者，也可对本品过敏。

（3）妊娠期妇女用本品应权衡利弊。

（4）下列情况慎用　房室传导阻滞、休克、已用足量洋地黄者、早产、子痫和虚弱的产妇、老年体弱者。

（5）儿童用本品的毒性反应比成人严重，故慎用。

（6）除有特殊原因外，一般不必加肾上腺素，如确要加入，应在临用时即加，且高血压患者应谨慎。

（7）药液不得注入血管内，给药时应反复抽吸，不得有回血。

（8）本品的毒性与给药途径、注速、药液浓度、注射部位、是否加入肾上腺素等有关，应严格按照本品说明书给药。营养不良、饥饿状态更易出现毒性反应，应予减量。

（9）给予最大剂量后应休息 1 小时以上方准行动。

（10）脊椎麻醉时尤其需调节阻滞平面，随时观察血压和脉搏的变化。

（11）用药前后及用药时应当检查或监测：①呼吸与循环系统的功能状态；②中枢神经活动的兴奋或抑制状态；③出现严重毒性反应后，应监测体温，以防发生中枢性高热。

（12）注射器械不可用碱性物质如肥皂、煤酚皂溶液等洗涤消毒，注射部位应避免接触碘，否则会引起普鲁卡因沉淀。

（13）普鲁卡因目前已很少使用，其有效性与利多卡因相似，但作用时间较短。本品不宜在组织内扩散，故镇痛效应较弱。

【制剂与规格】盐酸普鲁卡因注射液：2ml：40mg；10ml：100mg；20ml：100mg。

丁卡因　Tetracaine

【药理作用】盐酸丁卡因为长效的酯类局麻药。本品的脂溶性比普鲁卡因高，渗透力比普鲁卡因强，局麻作用及毒性较普鲁卡因大 10 倍，本品用于硬膜外麻醉。

【适应证】用于硬膜外阻滞、蛛网膜下隙阻滞、神经传导阻滞、黏膜表面麻醉。

【用法与用量】本品为粉针剂，需加氯化钠注射液或灭菌注射用水溶解使用。药液浓度及用量按用途分别如下。

（1）硬膜外阻滞　常用浓度为 0.15%~0.3% 溶液，与盐酸利多卡因合用，最高浓度为 0.3%，一次常用量为 40~50mg，极量为 80mg。

（2）蛛网膜下隙阻滞　常用其混合液（1% 盐酸丁卡因 1ml 与 10% 葡萄糖注射液 1ml、3% 盐酸麻黄素 1ml 混合使用），一次常用量为 10mg，15mg 为限量，20mg 为极量。

（3）神经传导阻滞　常用浓度 0.1%~0.2%，一次常用量为 40~50mg，极量为 100mg。

（4）黏膜表面麻醉　常用浓度 1%，眼科用 1% 等渗溶液，耳鼻喉科用 1%~2% 溶液，一次限量为 40mg。

【不良反应】（1）毒性反应　本品药效强度为普鲁卡因的 10 倍，毒性也比普鲁卡因高 10 倍，毒性反应发生率也比普鲁卡因高，常由于剂量大、吸收快或操作不当引起，如误注入血管使血药浓度过高等。过量中毒症状表现为：头昏、目眩、继之寒战、震颤、恐慌、最后可致惊厥和昏迷，并出现呼吸衰竭和血压下降，需及时抢救。

（2）变态反应　对过敏患者可引起猝死，即使表面麻醉时也需注意。

（3）可产生皮疹或荨麻疹，颜、口或（和）舌咽区水肿等。

【禁忌证】（1）对本品过敏者、严重过敏性体质者，心、肾功能不全以及重症肌无力等患者禁用。

（2）禁止用于浸润局麻。

【药物相互作用】（1）不得与碱性药液合用。

（2）如合用某些酸性药液，由于 pH 不同，也可影响本品的离解值，以致局麻减效或起效时间延迟。

（3）不宜同时服用磺胺类药物。

【注意事项】（1）本品为酯类局麻药，与普鲁卡因可能有交叉过敏反应，故对普鲁卡因或具有对氨基苯甲酸结构的药物过敏者慎用。

（2）肝功能不全，血浆胆碱酯酶活动减弱时应减量。

（3）妊娠期妇女使用局部麻药作硬膜外阻滞时用量需减少。

（4）对于哺乳期妇女，尚未见药物进入乳汁的报道。

（5）以下情况慎用：5 岁以内儿童慎用。皮肤或黏膜表面损伤、感染严重的部位需慎用。

（6）大剂量可致心脏传导系统和中枢神经系统出现抑制。

（7）药液不得注入血管内，注射时需反复抽吸，不可有回血。

（8）对儿童、年老体弱、营养不良、饥饿状态易出现毒性反应，应减量。

（9）椎管内麻醉时尤其须调节阻滞平面，并随时观察血压和脉搏的变化。

（10）神经传导阻滞、硬膜外阻滞以及蛛网膜下隙阻滞时，由于使用不当致死已屡见；故在用药期间即使表面黏膜麻醉也应监测呼吸与循环系统的功能、中枢神经活动、胎儿心率等生命体征。同时对呼吸和循环等方面的意外，应有预见，观察细心，防治得法，抢救及时。

（11）本品的毒性与给药途径、给药速度、药液浓度、注射部位、是否加入肾上腺素等有关，必须严格操作和管理，控制单位时间内的用量。

（12）给予最大用量后应休息 3 小时以上方准行动。

（13）注射器械不可用碱性物质如肥皂、煤酚皂溶液等洗涤消毒。

（14）本品禁止静脉注射和静脉滴注。

【制剂与规格】注射用盐酸丁卡因：10mg；15mg；25mg；50mg。

1.4.5 其他药物

氯胺酮 Ketamine

【药理作用】阻滞脊髓至网状结构对痛觉传入的信号及与阿片受体的结合，从而发挥镇痛作用。

【适应证】用于各种表浅、短小手术麻醉、不合作小儿的诊断性检查麻醉及全身复合麻醉。

【用法与用量】（1）全麻诱导　成人，静脉注射，按体重 1~2mg/kg，维持可采用连续静脉滴注，每分钟不超过 1~2mg，即按体重 10~30μg/kg，加用苯二氮䓬类药，可减少其用量。

（2）镇痛　成人，先按体重静脉注射 0.2~0.75mg/kg，2~3 分钟注完，而后连续静脉滴注每分钟按体重 5~20μg/kg。

（3）基础麻醉　临床个体间差异大，儿童肌内注射按体重 4~5mg/kg，必要时追加 1/2~1/3 量。

【不良反应】（1）麻醉恢复期可出现幻觉、躁动不安、恶梦及谵语等，一般青壮年多且严重。

（2）术中常有泪液、唾液分泌增多，血压、颅压及眼压升高。不能自控的肌肉收缩偶见。

（3）偶有呼吸抑制或暂停、喉痉挛及气管痉挛，多半是在用量较大、分泌物增多时发生。

【禁忌证】顽固、难治性高血压、严重的心血管疾病及甲亢患者。

【药物相互作用】（1）氯胺酮与苯二氮䓬类及阿片类药物并用时，可延长作用时间并减少不良反应的发生，剂量应酌情减少。

（2）与氟烷等含卤全麻药同用时，氯胺酮的作用延长，苏醒迟延。

（3）与抗高血压药或中枢神经抑制药合用时，尤其是氯胺酮用量偏大，静注过快，可导致血压剧降或 / 和呼吸抑制。

（4）服用甲状腺素的病人，氯胺酮有可能引起血压过高和心动过速。

【注意事项】（1）本品可使妊娠子宫的压力及收缩强度与频率增加；同时本品可迅速通过胎盘屏障，使胎儿肌张力增加。孕妇慎用。

（2）本品是唯一具有镇痛作用的静脉全麻药。颅内压增高、脑出血、青光眼患者不宜单独使用。

（3）静脉注射速度切忌过快，否则易致一过性呼吸暂停。

（4）苏醒期间可出现恶梦、幻觉，预先应用镇静药，如苯二氮䓬类，可减少此反应。

（5）完全清醒后心理恢复正常需一定时间，24 小时内不得驾车和操作精密性工作。

（6）失代偿的休克患者或心功能不全者可引起血压剧降，甚至心搏骤停。

【制剂与规格】盐酸氯胺酮注射液：2ml：100mg；10ml：100mg；20ml：200mg。

加巴喷丁　Gabapentin

【药理作用】加巴喷丁作用的机制尚不明确。体外研究显示加巴喷丁在大鼠脑内的结合位点分布于新皮层和海马，其高亲和力的结合蛋白被证实为电压激活钙通道的辅助亚单位，但相关功能尚未阐明。

【适应证】（1）用于伴或不伴继发全身性发作的癫痫部分性发作的辅助治疗。

（2）用于治疗带状疱疹后遗神经痛。

【用法与用量】多模式镇痛中预防性镇痛剂量：口服 300~1200mg。老年人使用较低剂量。

【不良反应】（1）心血管系统　血管扩张、高血压。

（2）代谢/内分泌系统　体重增加、血糖升高、血糖降低。上市后还有低钠血症、乳房增大的报道。

（3）呼吸系统　鼻炎、咽炎、咳嗽、咽干、呼吸困难、呼吸道感染、支气管炎。有呼吸衰竭的个案报道。

（4）肌肉骨骼系统　关节脱臼、肌痛、背痛、骨折。上市后还有肌酸激酶升高、横纹肌溶解的报道。

（5）泌尿生殖系统　尿失禁、勃起功能减退、阳痿。有闭经的个案报道。上市后还有性欲改变、性快感缺失、射精障碍的报道。

（6）免疫系统　过敏反应（包括Stevens-Johnson综合征、多形性红斑、血管神经性水肿）。

（7）神经系统　眩晕、嗜睡、失眠、头痛、共济失调、震颤、眼球震颤、感觉异常、思维异常、健忘、运动过度、头晕、步态异常、神经痛、构音障碍、惊厥。上市后还有运动障碍的报道。

（8）精神　紧张、抑郁、情绪不稳、攻击行为、敌意。有寄生虫妄想症的个案报道。

（9）肝脏　上市后有黄疸、肝功能检验值升高的报道。

（10）胃肠道　恶心、呕吐、厌食、食欲增加、口干、消化不良、便秘、腹痛、出血性胰腺炎、牙齿异常、牙龈炎。

（11）血液　白细胞减少。

（12）皮肤　瘙痒症、药物疹伴嗜酸性粒细胞增多和系统症状（DRESS）。

（13）眼　弱视、复视、结膜炎。有可逆性视野缩小的个案报道。

（14）耳　中耳炎。

（15）其他　水肿、疲乏、衰弱、发热、感染、意外伤害、疼痛、流感综合征、擦伤、肿瘤、肿瘤恶化。

【禁忌证】（1）对本药过敏者。

（2）急性胰腺炎患者。

【注意事项】（1）本药可增加自杀意念或行为的发生风险，用药期间应监测抑郁、自杀意念或行为、情绪或行为异常的发生或恶化。

（2）用药期间不应驾驶或操作复杂机械。

（3）如减量、停药或使用其他药物替代本药治疗，本药应于至少1周内逐渐减量。

【制剂与规格】加巴喷丁胶囊：100mg；300mg；400mg。

普瑞巴林　Pregabalin

【药理作用】普瑞巴林与中枢神经系统中 α_2-δ 位点（电压门控钙通道的一个辅助性亚基）有高度亲和力。

【适应证】（1）用于治疗带状疱疹后遗神经痛。

（2）用于部分性癫痫发作的辅助治疗。

【用法与用量】预防性镇痛术前剂量参考：口服 75~150mg。

【不良反应】常见不良反应为头晕、嗜睡、口干、水肿、视物模糊、体重增加及注意力不集中等；其他常见不良反应包括腹痛、过敏、发热、肠胃炎、食欲增加、瘀斑、关节痛、肌痛、焦虑等，多数不良反应为轻、中度，且呈剂量相关性。

【禁忌证】对本药过敏者。

【注意事项】（1）慎用 ①充血性心力衰竭（纽约心脏协会分级为Ⅲ级或Ⅳ级）患者；②有血管神经性水肿病史者（国外资料）。

（2）若需停用本药，建议至少在1周内逐渐减量。

（3）育龄妇女用药期间应采取有效的避孕措施。

（4）研究显示，本药可降低男性的平均精子浓度。

（5）本药与抗癫痫药卡马西平、丙戊酸、拉莫三嗪、苯妥英、苯巴比妥、托吡酯之间不存在药动学相互作用。预计本药与其他常用的抗癫痫药之间亦不存在重要的药动学相互作用。

（6）本药可导致头晕、嗜睡，可能影响驾驶或操作机械的能力。

（7）用药期间应监测是否出现或加重抑郁、自杀想法或行为和（或）情绪或行为的异常。

【药物相互作用】（1）普瑞巴林几乎不与其他药物发生药物代谢动力学的相互作用。但有本品和中枢性抗抑郁药合用引起呼吸衰竭及昏迷的报道。

（2）可能增强乙醇和劳拉西泮的作用。

（3）可增强羟考酮所致的认知功能障碍和总体运动功能障碍。

【制剂与规格】普瑞巴林胶囊：25mg；50mg；75mg；100mg；150mg；200mg；300mg。

第 2 章　围术期恶心呕吐用药

2.1　PONV 的不良影响

　　术后恶心呕吐（postoperative nausea and vomiting，PONV）可导致患者不适，严重者可引起水、电解质平衡紊乱、伤口裂开、切口疝形成、误吸和吸入性肺炎等，是患者住院时间延长和医疗费用增加的重要因素。

2.2　PONV 的危险因素及评估

　　（1）患者因素　女性、非吸烟、有 PONV 史或晕动病史者发生率高。成人 50 岁以下患者发病率高，小儿 3 岁以下发病率较低，术前焦虑或胃瘫者发生率高。

　　（2）麻醉因素　吸入麻醉药包括氧化亚氮、阿片类药物、硫喷妥钠、依托咪酯、氯胺酮、曲马多等增加 PONV 发生率。容量充足可减少 PONV 发生率。区域阻滞麻醉较全麻发生率低，丙泊酚全凭静脉麻醉（TIVA）较吸入全麻发生率低。

　　（3）手术因素　手术时间越长，PONV 发生率越高，尤其是持续 3 小时以上的手术。某些手术，如腹腔镜手术、胃肠道手术、胆囊切除术、神经外科手术、妇产科手术以及斜视矫形术等，PONV 发生率较高。

以上因素中，女性、术后使用阿片类镇痛药、非吸烟、有 PONV 史或晕动病史是成人 PONV 的四种主要危险因素。可供参考的术后恶心呕吐风险评估表见表 2-1，根据该表进行术前评估有助于临床医师提前制定预防恶心呕吐给药方案。

表 2-1　术前恶心呕吐（PONV）评估表

（1）预测成人 PONV 的四种主要危险因素及评分

危险因素	评分
女性	1
非吸烟	1
有 PONV 病史或晕动病史	1
术后使用阿片类镇痛药	1
总分	

注：每个因素为 1 分，评分为 0，1，2，3，4 分者，发生 PONV 的风险性分别为 10%，20%，40%，60%，80%。0~1 低危；2~3 中危；4 高危

（2）预测儿童 PONV 的四种主要危险因素及评分

危险因素	评分
手术时间长于 30 分钟	1
年龄 3 岁及以上	1
斜视手术	1
PONV 史或直系亲属有 PONV 史	1
总分	

注：每个因素为 1 分，评分为 0，1，2，3，4 分者，发生 PONV 的风险性分别为 10%，10%，30%，50%，70%。0~1 低危；2~3 中危；4 高危

2.3　PONV 的发生机制

PONV 的发生主要是通过作用于呕吐中枢，主要包括神经反射中枢和化学感受器触发带。前者接

受皮层（视觉、嗅觉、味觉）、咽喉、胃肠道和内耳前庭迷路、冠状动脉及化学触发带的传入刺激。后者包括 $5-HT_3$ 受体、$5-HT_4$ 受体、阿片受体、胆碱能受体、大麻受体、多巴胺受体等多种与恶心呕吐相关的部位。

2.4　PONV 的预防和治疗用药原则

（1）应确定患者发生 PONV 的风险，中危以上患者应给予药物预防，无危险因素的患者，不需要预防用药。

（2）地塞米松、氟哌利多、$5-HT_3$ 受体抑制药是最有效且副作用小的三种药物，为一线推荐用药。

（3）不同作用机制的 PONV 药物合用，作用相加而副作用不相加，联合用药的防治作用均优于单一用药，特别是高危患者可用二至三种药物组合预防。

（4）应考虑药物起效和持续作用时间，一般应于手术结束前给予静脉负荷量，以后再持续或依据作用时间间断给药。口服药物，如昂丹司琼、多拉司琼、阿瑞吡坦应在麻醉诱导前 1~3 小时给予；静脉抗呕吐药则在手术结束前静脉注射，但静脉制剂地塞米松应在麻醉诱导后给予。

（5）抗胆碱药阿托品、东莨菪碱对 PONV 预防也有一定作用，但属超说明书用药，东莨胆碱贴剂应在手术前晚上或手术开始前 2~4 小时给予。

（6）国内指南提示，临床标准剂量（常规 10mg）的甲氧氯普胺治疗 PONV 作用较差，甲氧氯普胺 25mg 或 50mg 与地塞米松 8mg 联用对 PONV 的预防效果优于单用地塞米松 8mg，但大剂量应用会明显增加椎体外系并发症。

（7）氯丙嗪的说明书中批准适应证包括各种原因引起的呕吐。因该药可导致困倦和低血压，在围术期仅用于顽固性 PONV 且推荐小剂量（5~10mg/次）应用。

（8）对于高危病人应选择合适的麻醉方法预防 PONV：使用丙泊酚麻醉或区域阻滞麻醉；选用短效阿片类药物如瑞芬太尼；术中足量补液，避免脑缺氧缺血；术后使用非甾体类药物镇痛。

（9）无论是预防或治疗，在止吐治疗前均应排除基础疾病、药物和机械性因素。

2.5 常用药物基本信息

2.5.1 苯甲酰胺类

甲氧氯普胺 Metoclopramide

【药理作用】通过拮抗多巴胺受体而作用于延脑催吐化学感应区，发挥强大的中枢性镇吐作用。

【适应证】各种原因引起的恶心、呕吐。

【用法与用量】口服：一般性治疗，一次 5~10mg，一日 10~30mg，餐前 30 分钟服用。肌内注射：一次 10~20mg，一日剂量不宜超过 0.5mg/kg，否则易引起锥体外系反应。静脉滴注：一次 10~20mg，用于不能口服者或治疗急性呕吐。严重肾功能不全患者剂量至少需减少 60%。

【不良反应】常见昏睡、烦躁不安、倦怠无力等。

【禁忌证】对普鲁卡因或普鲁卡因胺过敏者、癫痫患者、胃肠道出血、机械性梗阻或穿孔、嗜铬细胞瘤、放疗或化疗的乳癌患者、抗精神病药致迟发性运动功能障碍史者。

【药物相互作用】（1）与能导致椎体外系反应的药物合用椎体外系反应发生率增加。

（2）与抗胆碱药物和麻醉止痛药合用有拮抗作用。

（3）与抗毒蕈碱麻醉性镇痛药合用时甲氧氯普胺对胃肠道能动性效能可能被抵消。

【注意事项】（1）肝肾衰竭患者慎用。

（2）妊娠期妇女不宜使用。

（3）哺乳期妇女在用药期间应停止哺乳。

（4）可使醛固酮与血清泌乳素浓度升高。

（5）遇光变成黄色或者黄棕色后，毒性增高。

【制剂与规格】甲氧氯普胺注射液：1ml：10mg。甲氧氯普胺片：5mg。

2.5.2　5-HT$_3$ 受体拮抗剂

昂丹司琼　Ondansetron

【药理作用】阻断 5-HT$_3$ 受体引起迷走传入神经兴奋从而导致呕吐反射。本品体外对抗 5-HT$_3$ 的作用是甲氧氯普胺的 70 倍，但没有显著的抗多巴胺作用，故本品不引起锥体外系反应，也无镇静作用。

【适应证】用于预防和治疗手术后引起的恶心呕吐。

【用法与用量】预防或治疗手术后呕吐。成人：一般可于麻醉诱导同时静脉滴注 4mg，或于麻醉前 1 小时口服 8mg，之后每隔 8 小时口服 8mg，共 2 次。已出现术后恶心呕吐时，可缓慢静脉滴注 4mg 进行治疗。

肾衰竭患者：不需调整剂量、用药次数或用药途径。

肝衰竭患者：由于主要自肝脏代谢，对中度或严重肝衰竭患者每日用药剂量不应超过 8mg。

【不良反应】常见头痛、头部和上腹部温热感；偶见便秘、暂时血清转氨酶增加；罕见过敏反应。

【禁忌证】对本品过敏者、胃肠道梗阻者、妊娠期间（尤其头 3 个月）除非用药益处大大超过可能引起的危险，否则不宜使用本品。

【药物相互作用】与地塞米松合用可加强止吐效果。

【注意事项】（1）本品注射剂不能与其他药物混于同一注射器中使用或同时输入。

（2）妊娠及哺乳期妇女慎用。

【制剂与规格】昂丹司琼片：4mg；8mg。盐酸昂丹司琼注射液：2ml：4mg；4ml：8mg。

多拉司琼　Dolasetron

【药理作用】与多巴胺受体亲和性低，可通过拮抗外周迷走神经末梢和中枢催吐化学感受区 5-HT$_3$ 受体，抑制恶心和呕吐。

【适应证】用于预防和治疗手术后恶心和（或）呕吐。

【用法与用量】（1）成人，静脉给药　预防：外科手术麻醉停止前约 15 分钟静脉注射单剂量 12.5mg。治疗：刚出现恶心、呕吐时静脉注射单剂量 12.5mg。

（2）儿童，静脉给药　预防：外科手术麻醉停止前 15 分钟，2~16 岁儿童单次静脉注射 0.35mg/kg，最大量不超过 12.5mg。治疗：刚出现恶心、呕吐时，2~16 岁儿童单次静脉注射 0.35mg/kg，最大量不超过

12.5mg。

（3）儿童，口服给药　2~16 岁儿童患者推荐口服剂量为 1.2mg/kg，最大量不超过 100mg，在术前 2 小时内口服。

（4）肾衰竭、肝功能障碍及 65 岁以上的老年患者无需调整剂量。

【不良反应】常见头痛、头晕、腹泻、腹痛等。

【禁忌证】对本药过敏者。

【药物相互作用】与可导致 QT 间期延长的药物合用应谨慎；与阿扑吗啡、阿替洛尔合、细胞色素 P450（CYP）非选择性抑制药（如西咪替丁）、CYP 诱导药（如利福平）存在相互作用。

【注意事项】（1）给药前、后根据临床指征监测血清钾、镁水平。

（2）对于老年人和心功能异常患者，应监测心电图。

（3）与其他止吐药物一样，对手术后几乎不可能出现恶心和（或）呕吐的患者不推荐使用本药作为常规预防；对必须避免术后恶心和（或）呕吐的患者，即使恶心、呕吐发生率低，也推荐使用本药。

【制剂与规格】甲磺酸多拉司琼注射液：1ml：12.5mg；0.625ml：12.5mg；5ml：100mg；25ml：500mg。甲磺酸多拉司琼片：50mg；100mg。

格拉司琼　Granisetron

【药理作用】强效高选择性外周和中枢神经系统 5-HT$_3$ 受体拮抗药，对中等致吐的抗肿瘤化疗的作用与昂丹司琼的疗效相同，而对顺铂引起的高度呕吐，本品则较昂丹司琼更为有效。

【适应证】用于防治化疗和放疗所致的恶心与呕吐。用于 PONV 为有循证依据的超说明书适应证用药。

【用法与用量】静脉注射：推荐剂量一次 3mg，如症状出现，24 小时内可增补 3mg。本品 3mg 通常用 20~50ml 等渗氯化钠注射液或 5% 葡萄糖注射液稀释，在 5~30 分钟内注完。对老年患者及肾功能不全患者一般不需调整剂量。每疗程可连续用 5 日。

《术后恶心呕吐防治专家共识（2014）》推荐用于 PONV 时：手术结束前，成人 0.35~3mg 静脉给药；儿童 0.04mg/kg（最大剂量 0.6mg）静脉给药。

【不良反应】常见头痛、便秘、嗜睡、腹泻、AST 及 ALT 升高，有时可有血压暂时性变化，停药后即可消失。

【禁忌证】小儿、对本品过敏者、胃肠道梗阻者。

【药物相互作用】（1）与地塞米松合用，可提高本品的疗效，降低不良反应。

（2）与利福平或其他肝酶诱导药物同时使用，本品血药浓度减低。

【注意事项】（1）妊娠及哺乳期妇女慎用，哺乳期间妇女应停止哺乳。

（2）儿童用药的效果与安全性未确定。

（3）本品可减慢结肠蠕动，若有亚急性肠梗阻时应慎用。

（4）本品不应与其他药物混合使用。

【制剂与规格】格拉司琼片：1mg。盐酸格拉司琼注射液：1ml：1mg；3ml：3mg。

托烷司琼　Tropisetron

【药理作用】与昂丹司琼不同的是，本品具有双重作用：除选择性拮抗周围神经元中的 $5-HT_3$ 受体外，还可直接拮抗中枢 $5-HT_3$ 受体从而抑制极后区迷走神经刺激。

【适应证】用于防治化疗和放疗引起的恶心与呕吐。用于 PONV 为有循证依据的超说明书适应证用药。

【用法与用量】静脉注射或静脉滴注：一日 5mg，疗程 6 日。将本品 5mg 溶于 100ml 氯化钠、复方氯化钠液或 5% 葡萄糖注射液中静滴或缓慢静推。

《术后恶心呕吐防治专家共识（2014）》推荐用于 PONV 时：手术结束前，成人 2mg 静脉给药；儿童 0.1mg/kg（最大剂量 2mg）静脉给药。

【不良反应】常见头痛、便秘、头晕、疲劳、肠胃功能紊乱（腹痛、腹泻）、过敏反应等。

【禁忌证】对本品过敏者及妊娠及哺乳期妇女禁用。

【药物相互作用】（1）与利福平或其他肝酶诱导药物同时使用，可使本品代谢加快，血药浓度降低。

（2）与氟哌啶醇、地塞米松合用可提高本品疗效，降低不良反应。

【注意事项】儿童暂不推荐使用。肝肾功能不全者、心脏病患者、未控制的高血压患者等慎用。本品与其他 5-HT3 受体拮抗药之间可能存在交叉过敏。

【制剂与规格】盐酸托烷司琼注射液：100ml/5mg；5ml/5mg；2ml/4.48mg。盐酸托烷司琼胶囊：5mg。

帕洛诺司琼　Palonosetron

【药理作用】本药为亲和力较强的选择性 5-HT$_3$ 受体拮抗药。

【适应证】用于预防手术后 24 小时内的恶心、呕吐。

【用法与用量】成人常规剂量：预防手术后 24 小时内的恶心、呕吐，静脉注射诱导麻醉前立即单剂注射本药 0.075mg，注射时间为 10 秒以上。肝肾功能损害者无需调整剂量。老年人无需调整剂量。

【不良反应】常见头痛、头晕、失眠、便秘、腹泻、腹痛、消化不良、口干、呃逆、胃肠胀气等。

【禁忌证】本品过敏者。

【药物相互作用】与 5-HT$_3$ 受体拮抗药、选择性 5-HT 再摄取抑制药（SSRIs）、5-HT 和去甲肾上腺素再摄取抑制药（SNRIs）有合用引起 5- 羟色胺综合征的报道。

【注意事项】本药与可延长 QT 间期的药物（如抗心律失常药）、高剂量蒽环类药合用时应谨慎。

【制剂与规格】盐酸帕洛诺司琼胶囊：0.5mg（以帕洛诺司琼计）。盐酸帕洛诺司琼注射液：5ml：0.25mg（以帕洛诺司琼计）。盐酸帕洛诺司琼注射液：1.5ml：0.075mg。

2.5.3　抗组胺药

苯海拉明　Diphenhydramine

【药理作用】本品为乙醇胺类抗组胺药，可与组织中释放出来的组胺竞争效应细胞上的 H$_1$ 受体，能对抗或减弱组胺对血管、胃肠和支气管平滑肌的作用，对中枢神经系统有较强的抑制作用，也有镇吐和抗胆碱（M 受体）作用。

【适应证】手术后药物引起的恶心呕吐。

【用法与用量】口服：一般一次 25~50mg，一日 2~3 次，餐后服用。

深部肌内注射：一次 20mg，一日 1~2 次。

【不良反应】常见中枢神经抑制作用、共济失调、恶心、呕吐、食欲减退等；少见气急、胸闷、咳嗽、肌张力障碍等；偶见皮疹、粒细胞减少、贫血及心律失常。

【禁忌证】对本品过敏或对其他乙醇胺类药物高度过敏者；妊娠及哺乳期妇女、新生儿、早产儿、重症肌无力者；驾驶车船、从事高空作业、机械作业者工作期间禁用。

【药物相互作用】（1）可增强中枢抑制药的作用。

（2）可短暂影响巴比妥类药物的吸收。

【注意事项】（1）对其他乙醇胺类高度过敏者，对本品也可能过敏。

（2）肾功能衰竭时，给药的间隔时间应延长。

（3）有下列情况慎用　幽门十二指肠梗阻、消化性溃疡所致幽门狭窄、膀胱颈狭窄、甲状腺功能亢进症、心血管病、高血压以及下呼吸道感染（包括哮喘）。

（4）本品的镇吐作用可给某些疾病的诊断造成困难。

【制剂与规格】盐酸苯海拉明片：25mg。盐酸苯海拉明注射液：1ml：20mg。

2.5.4　丁酰苯类

氟哌利多　Droperidol

【药理作用】阻断脑内多巴胺受体，具有较强的抗精神运动性兴奋、抗休克和止吐作用。

【适应证】用于精神分裂症和躁狂症兴奋状态；和镇痛药合用作为神经安定镇痛用于大面积烧伤换药，各种内窥镜检查等。用于 PONV 为有循证依据的超说明书适应证用药。

【用法与用量】《术后恶心呕吐防治专家共识（2014）》推荐用于 PONV 时：手术结束前，成人 0.625~1.25mg 静脉注射给药；儿童 0.01~0.015mg/kg（最大剂量 1.25mg）静脉注射给药。

【不良反应】锥体外系反应较重且常见、可出现口干、视物模糊、乏力、便秘、出汗等。

【禁忌证】帕金森病、帕金森综合征、基底神经节病变、严重中枢神经抑制状态者、抑郁症、嗜络细胞瘤、重症肌无力及对本品过敏者。

【药物相互作用】（1）与中枢神经系统抑制药合用时中枢抑制作用增强。

（2）与降压药合用时易导致体位性低血压。

【注意事项】（1）慎用：心脏病尤其是心绞痛、药物引起的急性中枢神经抑制、癫痫、肝功能损害、青光眼、甲亢或恶性甲状腺肿、肺功能不全、肾功能不全及尿潴留。

（2）治疗期间应定期检查血常规，肝功能。

（3）注射液颜色变深或有沉淀时禁止使用。

【制剂与规格】氟哌利多注射液：5mg∶2ml。

氟哌啶醇　Haloperidol

【药理作用】阻断脑内多巴胺受体，并可促进脑内多巴胺的转化；阻断锥体外系多巴胺的作用较强，镇吐作用较强，但镇静、阻断 α–肾上腺素受体及胆碱受体作用较弱。

【适应证】用于急、慢性各型精神分裂症、躁狂症。用于 PONV 为有循证依据的超说明书适应证用药。

【用法与用量】说明书推荐口服：一次 1~2mg，一日 2~3 次。肌内注射：一次 2.5~5mg，一日 2~3 次，安静后改为口服给药。

《术后恶心呕吐防治专家共识（2014）》推荐用于 PONV 时：手术结束前或诱导后，成人 0.5~2mg 静脉注射或肌内注射给药。

【不良反应】常见锥体外系症状，也常见口干、视物模糊、乏力、便秘、出汗；罕见过敏性皮疹、粒细胞减少、恶性综合征。

【禁忌证】基底神经节病变、帕金森病、帕金森综合征、严重中枢神经抑制状态者、骨髓抑制、青光眼、重症肌无力及对本品过敏者。

【药物相互作用】（1）与中枢神经系统抑制药合用时中枢抑制作用增强。

（2）与降压药合用时可导致低血压。

（3）与卡马西平合用时可使氟哌啶醇药物浓度降低，效应减弱。

（4）与巴比妥或其他抗惊厥药合用时可改变癫痫的发作形式。

【注意事项】（1）育龄妇女、妊娠及哺乳期妇女不宜服用。

（2）心脏病尤其是心绞痛、急性中枢神经抑制、癫痫、肝功能损害、青光眼、甲状腺功能亢进或中毒性甲状腺肿、肺功能不全、肾功能不全和尿潴留者慎用。

（3）老年人应小剂量开始，缓慢加药，调整用量。

（4）监测肝功能与白细胞计数。

【制剂与规格】氟哌啶醇片：2mg；4mg。氟哌啶醇注射液：1ml：5mg。

2.5.5 糖皮质激素

地塞米松 Dexamethasone

【药理作用】抗炎作用比泼尼松显著，而水钠潴留和促进排钾作用轻微，对垂体－肾上腺皮质轴的抑制作用较强。

【适应证】用于PONV为有循证依据的超说明书适应证用药。

【用法与用量】参考用于预防妇科手术硬膜外麻醉所引起的恶心和呕吐，于术后注射5~10mg。

《术后恶心呕吐防治专家共识（2014）》推荐用于PONV时：诱导后，成人4~5mg静脉注射；儿童0.15mg/kg（最大剂量5mg）静脉注射给药。

【不良反应】少见有水钠潴留、血糖升高等。

【禁忌证】对肾上腺皮质激素过敏者禁用。有严重精神病史、癫痫者禁用。活动性胃及十二指肠溃疡、新近行胃肠吻合术者禁用。肾上腺皮质功能亢进、严重的骨质疏松、青光眼、严重糖尿病者禁用。

【药物相互作用】（1）与水杨酸合用增加其毒性。

（2）可减弱抗凝血剂、口服降糖药作用。

（3）与利尿剂（保钾利尿剂除外）合用时可引起低血钾症。

（4）与巴比妥类、利福平、苯妥英钠合用时本品代谢促进作用减弱。

【注意事项】（1）未能控制的结核性、化脓性、细菌性和病毒性感染者忌用。

（2）妊娠及哺乳期妇女慎用，儿童宜尽量应用小剂量。心脏病和急性心力衰竭者慎用。高脂蛋白血症、高血压、甲状腺功能减退、重症肌无力者慎用。

（3）用药过程中应监测患者的血红蛋白、血糖、血清钾、血压的变化，并注意是否有隐性出血。

【制剂与规格】地塞米松钠注射液：1ml：2mg；1ml：5mg。醋酸地塞米松片：0.75mg。

2.5.6　NK-1 受体拮抗剂

阿瑞匹坦　Aprepitant

【药理作用】本药为人类 P 物质 / 神经激肽 1（NK1）受体的选择性高亲和力拮抗药，对术后恶心、呕吐的作用靶点（5-HT$_3$ 受体、多巴胺受体和糖皮质激素受体）的亲和力低。本药可增强 5-HT$_3$ 受体拮抗药（昂丹司琼）和糖皮质激素（地塞米松）的止吐活性。

【适应证】与其他止吐药联用于预防初次或重复进行高度致吐性癌症化疗（HEC）的急性或迟发性恶心和呕吐。用于 PONV 为有循证依据的超说明书适应证用药。

【用法与用量】成人常规剂量参考如下。口服，与糖皮质激素、5-HT$_3$ 受体拮抗药联用。①本药胶囊：首日 125mg，于化疗前 1 小时给予；第 2~3 日，一次 80mg，一日 1 次，于早晨给予。②地塞米松：口服，首日 6mg，于化疗前 30 分钟给予；第 2~4 日，一次 3.75mg，一日 1 次，于早晨给予。③格拉司琼：静脉滴注，首日 3mg，于化疗前 30 分钟给予。肾功能不全，轻度和中度肝功能不全（Child-Pugh 分数为 5~9）者无需调整剂量；尚无重度肝功能不全（Child-Pugh 分数 >9）者的临床研究资料。老年人无需调整剂量。

《术后恶心呕吐防治专家共识（2014）》推荐用于 PONV 时：麻醉诱导前口服 40mg 给药。

【不良反应】单用失眠、感觉障碍等；与地塞米松和昂丹司琼联用：定向障碍、眩晕、嗜睡、肌无力、肌肉痉挛、肌肉骨骼疼痛、肝转氨酶升高等。

【禁忌证】对本药过敏者。

【药物相互作用】（1）与强效 CYP3A4 抑制药（如酮康唑、伊曲康唑、奈法唑酮、醋竹桃霉素、克拉霉素、奈非那韦、利托那韦）、中效 CYP3A4 抑制药（如地尔硫䓬）、匹莫齐特、经 CYP3A4 代谢的化疗药物（如长春碱、长春新碱、异环磷酰胺、依托泊苷、长春瑞滨、紫杉醇、多西他赛）、经 CYP3A4 代谢的苯二氮䓬类药（如咪达唑仑、三唑仑、阿普唑仑）等避免合用。

（2）与地塞米松、甲泼尼龙、强效 CYP3A4 诱导药（如利福平、卡马西平、苯妥英）、华法林（CYP2C9 底物）、激素类避孕药合用需调整剂量。

【注意事项】（1）不推荐本药长期使用。

（2）仅推荐预防用药，尚无本药用于治疗恶心、呕吐的研究资料。

【制剂与规格】阿瑞匹坦胶囊：80mg；125mg。阿瑞匹坦干混悬剂：125mg。

2.5.7　抗胆碱药

东莨菪碱贴剂　Scopolamine Patches

【药理作用】拮抗副交感神经系统节后 M 受体，亦可作用于中枢神经系统（CNS），阻断前庭核与 CNS 更高位中枢之间的胆碱能传递，以及阻断网状结构向呕吐中枢的胆碱能传递。

【适应证】预防晕动病伴发的恶心、呕吐。用于PONV 为有循证依据的超说明书适应证用药。

【用法与用量】（1）在需要发挥抗晕动病作用前至少 4 小时，将本品贴在一侧耳后没有头发的干燥皮肤上。

（2）8~15 岁的儿童需 1 枚。

（3）贴附贴剂后，应以肥皂和水彻底清洗双手。

（4）除下贴剂时，应以肥皂和水对双手及用药部位进行彻底清洗，以防止任何残留的东莨菪碱直接接触到眼睛。

（5）如果贴剂发生移动，则应弃去不用，另换一枚新的贴剂贴在另一只耳后无毛发的皮区。

（6）如果治疗需要 3 天以上的时间，应弃去第一枚贴剂，另取一枚贴在另一只耳后无毛发的皮区。

（7）《术后恶心呕吐防治专家共识（2014）》指出可在手术前晚或手术开始前 2~4 小时使用。

【不良反应】口干、嗜睡，一过性眼调节障碍，视力模糊，以及扩瞳等。

【禁忌证】本品禁用于对东莨菪碱或其他颠茄生物碱类或剂型或传输系统中其他成分过敏的患者，禁用于 7 岁以下儿童，禁用于青光眼患者。

【药物相互作用】（1）与其他抗胆碱能药、吩噻嗪类药物合用时会增加毒性。

（2）可拮抗甲氧氯普胺、多潘立酮的促胃肠动力作用。

（3）与地高辛、呋喃妥因、维生素 B_2 增加后者的吸收。

（4）与抗心律失常药合用时能增强本品的抗胆碱能效应。

【注意事项】（1）可能出现嗜睡、定向障碍。

（2）常规治疗量时可能出现应激的特异质反应。

（3）避免接触到眼睛。

（4）肝功能或肾功能损害者慎用。

（5）幽门梗阻或膀胱颈梗阻者慎用。

（6）特异质者慎用。

（7）饮酒的患者慎用。

【制剂与规格】东莨菪碱贴片：0.75mg（以东莨菪碱计）。

第3章　围术期抗血栓用药

静脉血栓栓塞症（venous thromboembolism, VTE）包括深静脉血栓形成（deep vein thrombosis, DVT）和肺血栓栓塞症（pulmonary thromboemblosim, PTE），是同一种疾病、两个不同阶段的不同临床表现。DVT是指血液在深静脉腔内异常凝结，阻塞静脉管腔，导致静脉回流障碍，引起远端静脉高压、肢体肿胀、疼痛及浅静脉扩张等一系列临床症状。血栓一旦脱落，随血流进入肺动脉，阻塞血管后会引起PTE的发生，轻者会出现呼吸困难、胸憋、气紧等症状，重者则会危及患者生命，出现致死性事件的发生。DVT/PTE是围术期患者的常见并发症和重要死亡原因之一，多见于骨科、妇产科、血管外科和胸外科手术患者，以骨科手术最为常见。对手术患者围术期VTE及早诊断，并进行有效的预防和治疗，可降低患者发生PTE的风险，降低患者死亡率，还可有效地减少医疗费用。

3.1　围术期VTE的风险评估

VTE的危险因素可分为原发性和继发性两类，原发性危险因素主要是由遗传变异引起，如蛋白C缺乏、抗凝血酶缺乏等；继发性危险因素主要包括手术局部操作、药物及止血带等因素，使血管壁损伤；围术期活动减少、卧床、制动及体位固定使血流缓慢；创伤后组织因子释放、外源性凝血系统激活等因素导致凝血系统激活，使血液处于相对高凝状态等。建议对每位手术患者进行 VTE 风险和出血风险评估，并根据评估结果考虑是否需要及如何进行 VTE 预防。VTE 风险评估常采用 Caprini 模型对外科患者进行 VTE 风险评估（表 3–1），首先计算患者的风险评分，然后判断患者的风险等级（表 3–2）；鉴于抗凝预防本身潜在的出血并发症，还应对所有接受预防的患者进行出血风险评估（表 3–3）。

表 3-1　VTE 风险评分（Caprini 模型）

评分	病史	实验室检查	手术
1 分 / 项	□ 41~60 岁 □下肢肿胀 □静脉曲张 □ BMI>25kg/m² □脓毒血症（<1 个月） □妊娠或产后状态（<1 个月） □口服避孕药或激素替代疗法 □有不明原因的死胎史、反复流产（≥ 3 次）、因毒血症或胎儿生长停滞造成早产 □ 严重肺病，包括肺炎（<1 个月） □肺功能异常 □急性心梗 □ 充血性心衰（<1 个月）		□计划小手术

续表

评分	病史	实验室检查	手术
	□ 炎症性肠病病史 □需卧床休息的内科患者 □大手术史（<1个月） □其他风险因素		
2分/项	□ 61~74 岁 □恶性肿瘤（既往或现患） □ 限制性卧床（>72 小时） □石膏固定（<1个月）		□关节镜手术 □ 腹腔镜手术（>45 分钟） □ 大手术（>45分钟） □中心静脉置管
3分/项	□年龄≥ 75 岁 □ VTE 病史 □血栓家族史 □ 肝素引起的血小板减少症（HIT） □其他先天性或获得性易栓症	□ V 因子 Leiden 突变 □ 凝血酶原 G20210A 突变 □ 狼疮样抗凝物质 □抗心磷脂抗体升高 □ 高半胱氨酸血症	
5分/项	□ 脑卒中（<1个月） □急性脊髓损伤（瘫痪）（<1个月）		□择期下肢主要关节成形术 □髋部、骨盆或下肢骨折 □ 多发性创伤（<1 个月）
总分			
合计评分			

注：0 分非常低危，1~2 分低危，3~4 分中危，≥ 5 分高危。

表 3-2 VTE 风险分层表

风险分层	普通外科手术	无预防措施时，预计 VTE 基线风险
非常低危	Caprini 0 分	<0.5%
低危	Caprini 1~2 分	~1.5%
中危	Caprini 3~4 分	~3.0%
高危	Caprini ≥ 5 分	~6.0%

表 3-3 外科住院患者出血危险因素

基础疾病相关	手术相关
活动性出血	腹部手术：术前贫血/复杂手术（联合手术、分离难度高或超过 1 个吻合术）
3 个月内有出血事件	胰十二指肠切除术：败血症、胰瘘、手术部位出血
严重肾功能或肝功能衰竭	肝切除术：原发性肝癌、术前血红蛋白和血小板计数低
血小板计数 $<50 \times 10^9$/L	心脏手术：体外循环时间较长
未控制的高血压	胸部手术：全肺切除术或扩张切除术
腰穿、硬膜外或椎管内麻醉	开颅手术、脊柱手术、脊柱外伤、游离皮瓣重建手术
术前 4 小时至术后 12 小时	
同时使用抗凝药、抗血小板治疗或溶栓药物	
凝血功能障碍	
活动性消化道溃疡	
已知、未治疗的出血疾病	

3.2 围术期 VTE 的预防措施

建议患者术后早期下床活动；建议对低危及以

上风险的外科患者进行 VTE 预防，选择一种机械和（或）一种药物预防措施，动态评估患者的 VTE 风险及出血风险，并及时调整预防策略。抗凝预防措施包括基本预防、物理预防和药物预防。

3.2.1　基本预防

（1）术后抬高患肢，防止深静脉回流障碍。

（2）常规进行静脉血栓知识宣教，鼓励患者勤翻身，早期功能锻炼，下床活动，做深呼吸及咳嗽动作。

（3）术后适度补液，多饮水，避免脱水。

（4）建议患者改善生活方式，如戒烟、戒酒、控制血糖及控制血脂等。

3.2.2　物理预防

利用机械原理促使下肢静脉血流加速，减少血液滞留，降低术后下肢深静脉血栓形成的发生率。主要包括：足底静脉泵；间歇充气加压装置；梯度压力弹力袜等。

3.2.3　药物预防

对有出血风险的患者应权衡预防深静脉血栓形成与增加出血风险的利弊。可根据患者 VTE 风险分级、病因、体重、肾功能状况选择药物。

（1）低分子肝素　皮下注射，使用方便，可根据体重调整剂量。严重出血并发症较少，较安全；一般无须常规检测血凝功能变化。

（2）普通肝素　剂量个体差异较大，使用时必须监测凝血功能，一般静脉持续给药。尤其可用于肾功能不全患者。普通肝素可引起血小板减少症（hepatic induced thrombocytopenia，HIT），在使用的第 3~10 日注意复查血小板，HIT 诊断一旦成立，应立即停用。

（3）间接 Xa 因子抑制剂　代表药物为磺达肝癸钠。可用于肝素诱发的血小板减少症，其治疗剂量较稳定，无须常规血液检测。与低分子量肝素相比，能显著减少静脉血栓发生，且不增加出血风险。

（4）维生素 K 拮抗剂　目前临床最常使用的是华法林，价格低廉，可用于下肢深静脉血栓形成的长期预防。

（5）新型口服抗凝剂　主要包括直接 Xa 因子抑制剂——利伐沙班、阿哌沙班、依度沙班和直接凝血酶抑制剂——达比加群。对比华法林，新型口服抗凝药有以下优点：①不需要常规监测抗凝强度；②除非特殊情况（肾功能不全、高龄、低体质量等），一般治疗人群不需要调整剂量；③口服后吸收快，血药浓度较快达到峰值并发挥抗凝作用；④半衰期较短，停药后抗凝作用消失较快；⑤不受食物影响。

3.3　围术期 VTE 的溶栓治疗

　　尽管抗凝治疗对于防止血栓形成和血栓复发具有重要作用，但却不能直接溶解血栓。对于严重的大面积 DVT 和肺栓塞需要进行溶栓治疗。溶栓治疗可以通过药物快速溶解血栓，达到降低静脉压力，恢复静脉管腔通畅的目的。

3.3.1　溶栓治疗的适应证

急性近端 DVT（髂、股、腘静脉）；全身状况好；预期生命 >1 年和低出血并发症的危险。

3.3.2　溶栓治疗的禁忌证

①溶栓药物过敏；②近期（2~4 周内）有活

动性出血，包括严重的颅内、胃肠、泌尿道出血；③近期接受过大手术、活检、心肺复苏、不能实施压迫的穿刺；④近期有严重的外伤；⑤严重难以控制的高血压［血压大于160/110mmHg（1mmHg=0.133kPa）］；⑥严重的肝肾功能不全；⑦细菌性心内膜炎；⑧出血性或缺血性脑卒中病史者；⑨动脉瘤、主动脉夹层、动静脉畸形患者；⑩年龄>75岁和妊娠者慎用。

3.3.3　溶栓治疗药物

（1）第一代溶栓药物　以尿激酶和链激酶为代表。尿激酶最常用，对急性期的治疗具有起效快、效果好、过敏反应少的特点，常见的不良反应是出血。重组链激酶溶栓效果较好，但过敏反应多，出血发生率高。

（2）第二代溶栓药物　包括重组组织型纤溶酶原激活剂（阿替普酶等）、阿尼普酶等，此类药物与血栓基质有特异亲和力，溶栓作用比第一代强，出血发生率低，半衰期短，每次注射需较大剂量和反复注射。其中阿替普酶可选择性激活纤溶酶原，无抗原性，是目前最常用的溶栓药物。

（3）第三代溶栓药物　包括瑞替普酶（reteplase，r-PA）、替奈普酶（tenecteplase，TNK-rPA）等，溶栓迅速、单次给药有效，使用方便，不需调整剂量，且半衰期长。

（4）抗栓酶制剂　目前临床应用的有巴曲酶、蝮蛇抗栓酶、纤溶酶、降纤酶、蚓激酶等，它们都是从蛇、蚯蚓中提取出来的蛋白水解酶，可以直接溶解纤维蛋白，发挥抑制血栓形成的作用。

3.4 常用药物基本信息

3.4.1 低分子量肝素

低分子量肝素 Low Molecular Weight Heparin

低分子量肝素为低分子量的硫酸氨基葡聚糖，平均分子量 4000~6000，由各种解聚分组分法制成的短链肝素制剂，根据分子量、链末端结构和化合物结合盐类的不同，可以分为不同的商品制剂，目前中国市场上使用的主要有达肝素、依诺肝素、那屈肝素等。

【药理作用】通过与抗凝血酶 III（AT III）及其复合物结合，加强对 Xa 因子和凝血酶的抑制作用。但由于其分子链较短，对抗 Xa 活性较强而久，对凝血酶抑制作用较弱。此外，还能促进组织型纤维蛋白溶解酶激活物（t–PA）的释放，发挥纤溶作用，并能保护血管内皮，增强抗栓作用。对血小板的功能影响较小。产生抗栓作用时，出血可能性较小。

【适应证】（1）预防深部静脉血栓形成和肺栓塞。

（2）治疗已形成的急性深部静脉血栓。

【用法与用量】（1）达肝素 ①预防术后深静脉血栓的形成：中度血栓风险的患者，术前 1~2 小时皮下注射 2500IU，术后每日早晨皮下注射 2500IU，直至患者可以活动，一般需 5~7 天或更长。高度血栓风险的患者（患某些肿瘤的特定患者和某些矫形手术），术前晚间皮下注射 5000IU，术后每晚皮下注射 5000IU，持续至可以活动为止，一般需 5~7 天或更长。也可术前 1~2 小时皮下注射 2500IU，术后 8~12 小时皮下注射 2500IU，然后每日早晨皮下注射 5000IU。②治疗急性深静脉血栓：皮下注射 200IU/

kg，每日 1 次，一日用量不超过 18000IU；出血危险
性较高的患者可给予 100IU/kg，皮下注射每日 2 次。
持续静脉输注，初始剂量 100IU/kg，每 12 小时可重
复给药。使用本品同时可口服维生素 K 拮抗剂，联
合治疗至少持续 5 天。

（2）依诺肝素　①外科患者中预防静脉血栓
栓塞性疾病：中度血栓形成危险时，皮下注射一次
2000IU（0.2ml）或 4000IU（0.4ml），每日 1 次，首
次注射于术前 2 小时给予；有高度血栓形成倾向
时，可于术前 12 小时开始给药，每日 1 次皮下注射
4000IU，治疗一般持续 7~10 天。某些患者适合更长
的治疗周期，若有静脉栓塞倾向，应延长治疗至静
脉血栓栓塞危险消除且患者不需卧床为止。在矫形
外科手术中，连续 3 周一日 1 次 4000IU 是有益的。
②治疗深静脉血栓：每日 1 次，皮下注射 150IU/kg，
或每日 2 次，每次 100IU/kg。疗程一般为 10 天，应
在适当时开始口服抗凝药治疗。

（3）那屈肝素　①预防血栓栓塞性疾病：中度血
栓栓塞形成风险的手术每日 1 次，每次 0.3ml（3075IU
WHO 单位），皮下注射，通常至少持续 7 日，首剂在
术前 2 小时用药；高度血栓栓塞形成风险的手术，应
根据体重进行调整剂量，一日 38IU/kg 皮下注射，于
术前 12 小时及术后 12 小时给予，以后每日使用，直
至手术后第 3 日，于第 4 日起剂量调整为一日 57IU/
kg，每日 1 次，至少持续 10 日。②治疗血栓栓塞性
疾病：皮下注射，一次 85U/kg，12 小时一次。可根
据患者的体重范围按 0.1ml/10kg 的剂量，间隔 12 小
时注射，治疗的时间不应超过 10 天。除非禁忌，应
尽早使用口服抗凝药物。

【不良反应】可能出现的不良反应为皮肤黏膜、牙龈出血，偶见血小板减少、低血糖、腹泻、骨质疏松症、自发性骨折、肝脏转氨酶升高、皮肤过敏、注射部位轻度血肿和坏死等。

【禁忌证】严重出凝血疾病，组织器官损伤出血，细菌性心内膜炎，急性消化道和脑出血，对本品过敏者禁用。

【药物相互作用】（1）与下列药物合用，可加重出血危险：香豆素及其衍生物、阿司匹林及非甾体消炎镇痛药、双嘧达莫、右旋糖酐、肾上腺皮质激素、促肾上腺皮质激素、组织纤溶酶原激活物、尿激酶、链激酶等。

（2）与碳酸氢钠、乳酸钠等纠正酸中毒的药物合用，可促进其抗凝作用。

（3）甲巯咪唑、丙硫氧嘧啶等可增强其抗凝作用。

（4）口服避孕药可减弱其抗凝作用。

【注意事项】（1）宜皮下注射，不能肌内注射。皮下注射时，注射部位为前外侧或后外侧腹壁的皮下组织内，左右交替，针头应垂直进入捏起的皮肤皱褶，应用拇指与示指捏住皮肤皱褶至注射完成。

（2）给药过量时，可用鱼精蛋白拮抗，1mg硫酸鱼精蛋白可中和100IU本品。

（3）有出血倾向者，妊娠期妇女、产后妇女慎用。肾功能损害时出血危险性增大。

（4）轻中度肾功能不全者，治疗时严密监测；对于严重肾功能不全患者建议选择普通肝素预防。对肌酐清除率 <30ml/min 的患者，建议减量。

（5）用药前和用药期间应监测血小板计数，如显著下降（低于原值的 30%~50%），应停用本品。

（6）不同的低分子肝素制剂特性不同，并不等效，切不可在同一疗程中使用两种不同产品。使用时，须遵守各自产品的使用说明书的规定。

【制剂与规格】达肝素钠注射液：0.2ml：2500AxaIU；0.2ml：5000AxaIU；0.3ml：7500AxaIU。

依诺肝素钠注射液：0.2ml：2000AxaIU；0.4ml：4000AxaIU；0.6ml：6000AxaIU；0.8ml：8000AxaIU；1.0ml：10000AxaIU。

那屈肝素钙注射液：0.3ml：3075AxaIU；0.4ml：4100AxaIU；0.6ml：6150AxaIU。

3.4.2　肝素

肝素　Heparin

【药理作用】肝素通过激活抗凝血酶Ⅲ（antithrombin Ⅲ，AT Ⅲ）而发挥抗凝血作用。AT Ⅲ是一种血浆 α_2 球蛋白，它作为肝素的辅助因子，可与许多凝血因子结合，并抑制这些因子的活性，能影响凝血过程的许多环节：灭活凝血因子Ⅻa、Ⅺa、Ⅸa、Xa、Ⅱa和Ⅷa；络合凝血酶原（Ⅱa）；中和组织凝血活素（Ⅲ）。

【适应证】（1）预防血栓形成和栓塞，如深部静脉血栓、心肌梗死、血栓性静脉炎和肺栓塞等。

（2）治疗各种原因引起的弥散性血管内凝血（DIC），如细菌性脓毒血症、胎盘早期剥离、恶性肿瘤细胞溶解所致的 DIC，但蛇咬伤所致的 DIC 除外。早期应用可防止纤维蛋白原和其他凝血因子的消耗。

（3）其他体内外抗凝血，如心导管检查、心脏手术体外循环、血液透析等。

【用法与用量】（1）防治血栓形成或栓塞性疾病、DIC　①深部皮下注射，首次 5000~10000U，以后每 8 小时 8000~10000U 或每 12 小时 15000~20000U，每 24 小时总量约 30000~40000U。②静脉注射，首次 5000~10000U，之后，或按体重每 4 小时 100U/kg，用氯化钠注射液稀释后应用。③静脉滴注，一日 20000~40000U，加至氯化钠注射液 1000ml 中持续滴注。静脉滴注前应先静脉注射 5000U 作为初始剂量。

（2）预防高危患者血栓形成（多为防止腹部手术后的深部静脉血栓）　在外科手术前 2 小时 5000U 肝素皮下注射，但避免硬膜外麻醉，然后每隔 8~12 小时给 5000U，共约 7 日。

【不良反应】（1）最常见出血，可能发生在任何部位。

（2）常见寒战、发热、荨麻疹等过敏反应。

（3）长期用药可致脱发和短暂的可逆性秃头症、骨质疏松和自发性骨折。

（4）注射局部可见局部刺激、红斑、轻微疼痛、血肿、溃疡等。肌内注射后更严重，因此不宜肌内注射。

（5）尚见短暂的血小板减少症。

【禁忌证】对本药过敏，有自发出血倾向及凝血机制障碍、溃疡病、严重肝功能不全、严重高血压、颅内出血、先兆流产、产后出血以及创伤患者禁用。

【药物相互作用】（1）肝素与下列药物合用，可加重出血危险：香豆素及其衍生物、非甾体抗炎镇痛药、双嘧达莫、右旋糖酐、肾上腺皮质激素、促肾上腺皮质激素、利尿酸、组织纤溶酶原激活物、尿激酶、链激酶等。

（2）与碳酸氢钠、乳酸钠等纠正酸中毒的药物合用，可促进肝素的抗凝作用。

（3）与透明质酸酶混合注射，既能减轻肌内注射痛，又可促进肝素吸收。但肝素可抑制透明质酸酶活性，故两者应临时配伍使用，药物混合后不宜久置。

（4）肝素可与胰岛素受体作用，从而改变胰岛素的结合和作用。已有肝素致低血糖的报道。

（5）甲巯咪唑、丙硫氧嘧啶与本药有协同作用。

【注意事项】（1）以下情况慎用：有过敏性疾病及哮喘病史，要进行易致出血的操作（如口腔手术等）者，已口服足量的抗凝血药者，月经量过多者，肝肾功能不全，出血性器质性病变，视网膜血管疾病，妊娠期妇女。

（2）用药过量可致自发性出血，表现为黏膜出血（血尿、消化道出血）、关节积血和伤口出血等，用药期间应测定活化部分凝血活酶时间（APTT）。如 APTT>90 秒（>正常对照 3 倍）表明用药过量，应暂停静脉滴注，1 小时后再根据 APTT 调整剂量。如发现自发性出血应立即停药。严重出血可静脉注射硫酸鱼精蛋白注射液以中和肝素，注射速度不超过 20mg/min 或在 10 分钟内注射 50mg 为宜。通常 1mg 鱼精蛋白在体内能中和 100U 肝素。

（3）普通肝素可引起血小板减少症，常于应用肝素 5 天后出现，在使用的第 3~10 天复查血小板计数，如血小板计数较应用前下降大于 30%~50%，或应用肝素 5 天后血小板计数进行性降至（8~10）×10^9/L 以下，应高度怀疑，此时可行相关抗体的实验室检测进行确诊，HIT 诊断一旦成立，应立即停用，改为非肝素抗凝剂（如阿加曲班、利伐沙班等）治疗。

（4）60 岁以上老人对本品更为敏感，应减少用量，并加强监测。

（5）不可肌内注射给药。

（6）开始治疗的1个月内应定期监测血小板计数，定期监测凝血时间、血细胞比容等。

【制剂与规格】肝素钠注射液：2ml：1000U；2ml：5000U；2ml：12500U。肝素钙注射液：0.2ml：5000U；0.5ml：12500U；0.8ml：20000U。

3.4.3 间接Xa因子抑制剂

磺达肝癸钠 Fondaparinux Sodium

【药理作用】是一种化学合成的高亲和力戊糖结构，选择性间接抑制Xa因子。通过与抗凝血酶Ⅲ（ATⅢ）的活化部位特异性结合，加速Xa因子复合物形成约340倍，快速抑制Xa因子，进而减少凝血酶产生和纤维蛋白形成。本品不能灭活凝血酶（活化因子Ⅱ），并对血小板没有作用。

【适应证】用于进行下肢重大骨科手术如髋关节骨折、膝关节手术或者髋关节置换术等患者，预防静脉血栓栓塞事件的发生。

【用法与用量】2.5mg，每日1次，术后皮下注射给药。初始剂量应在手术结束后6小时给予，并且需在确认已止血的情况下。治疗应持续到静脉血栓栓塞风险消失以后，通常到患者可以下床活动，至少在手术后5~9天。

【不良反应】主要不良反应是出血，常见手术后出血，贫血；少见出血（鼻衄、胃肠道出血、咳血、血尿、血肿），血小板减少症，紫癜，血小板增生症，血小板异常，凝血异常。

【禁忌证】（1）对本品或其注射中成分过敏者。

（2）具有临床意义的活动性出血、急性细菌性心内膜炎、肌酐清除率 <20ml/min 的严重肾脏损害。

【药物相互作用】（1）与可增加出血危险性的药物联合使用时，出血的风险会增加。

（2）如果后续治疗将使用肝素或低分子肝素，首次注射通常应在末次注射磺达肝癸钠一天后给予。

（3）如果需要使用维生素 K 拮抗剂进行后续治疗，应继续使用磺达肝癸钠治疗直至达到 INR 目标值。

【注意事项】（1）仅用于皮下注射，不能肌内注射。

（2）以下情况需慎用　严重肝肾功能损害、出血性疾病、活动性溃疡性胃肠疾病、近期颅内出血或接受脑、脊柱或眼科手术、同时使用能增加出血风险药物者。

（3）由于缺乏安全性和疗效方面的数据，不推荐用于 17 岁以下的青少年或儿童。

（4）老年患者中应慎用，由于肾脏功能随年龄增长而降低，老年患者可以表现为磺达肝癸钠排泄的减少以及暴露的增加。

（5）磺达肝癸钠的排泄随体重降低而减少，出血危险性会增加，体重 <50 kg 的患者应谨慎使用。

（6）除非明确需要，否则不应用于妊娠期妇女和哺乳期妇女。

（7）用药期间应密切监测是否有出血或血小板减少的症状。

【制剂与规格】磺达肝癸钠注射液：0.4ml∶5mg；0.5ml∶2.5mg；0.6ml∶7.5mg；0.8ml∶10mg。

3.4.4 维生素 K 拮抗剂

华法林 Warfarin

【药理作用】为香豆素类口服抗凝血药，化学结构与维生素 K 相似。其抗凝血作用的机制是竞争性拮抗维生素 K 的作用。维生素 K 环氧化物在体内必须转变为氢醌形式，方能参与凝血因子 Ⅱ、Ⅶ、Ⅸ、Ⅹ 的蛋白质末端谷氨酸残基的 γ-羧化作用，使这些因子具有活性。本品可阻断维生素 K 环氧化物转变为氢醌形式，致使这些凝血因子的 γ-羧化作用产生障碍，导致产生无凝血活性的 Ⅱ、Ⅶ、Ⅸ、Ⅹ 因子的前体，从而抑制血液凝固。此作用只发生在体内，故在体外无效。本品对已合成的上述凝血因子无对抗作用，在体内需待已合成的上述四种凝血因子耗竭后，才能发挥作用，故起效缓慢，用药早期可与肝素并用。

【适应证】（1）预防及治疗深静脉血栓及肺栓塞。

（2）预防心肌梗死后血栓栓塞并发症（卒中或体循环栓塞）。

（3）预防房颤、心瓣膜疾病或人工瓣膜置换术后引起的血栓栓塞并发症（卒中或体循环栓塞）。

【用法与用量】口服：成人常用量，第 1~3 天一日 3~4mg（年老体弱及糖尿病患者半量即可），3 天后可给维持量一日 2.5~5mg（可参考凝血时间调整剂量使 INR 值达 2~3）。

【不良反应】（1）主要不良反应是出血，最常见为鼻衄、齿龈出血、皮肤瘀斑、血尿、子宫出血、便血、伤口及溃疡处出血等。

（2）偶见恶心、呕吐，腹泻，瘙痒性皮疹，过敏反应及皮肤坏死；罕见双侧乳房坏死，微血管病或溶血性贫血以及大范围皮肤坏疽。

【禁忌证】对华法林或任何本品片内辅料过敏者、妊娠期妇女、有出血倾向患者（如血友病、血小板减少性紫癜）、严重肝肾疾病、严重高血压、活动性溃疡、外伤、先兆流产、近期手术者、中枢神经系统或眼部手术、最近颅内出血、维生素 K 缺乏症、感染性心内膜炎、心包炎或心包积液患者禁用。

【药物相互作用】（1）与水合氯醛合用可增强本药的药效和毒性，合用时应谨慎，并降低剂量。

（2）与细胞色素 P450（CYP）2C9 抑制药（如胺碘酮、卡培他滨、依曲韦林、氟康唑、氟伐他汀）、CYP 1A2 抑制药（如阿昔洛韦、别嘌醇、西咪替丁、双硫仑、法莫替丁）、CYP 3A4 抑制药（如阿普唑仑、胺碘酮、氨氯地平、安普那韦、阿托伐他汀）合用可增加本药的暴露量，应密切监测 INR。

（3）与 CYP 2C9 诱导药（如阿瑞匹坦、波生坦、卡马西平、苯巴比妥、利福平）、CYP 1A2 诱导药（如孟鲁司特、莫雷西嗪、奥美拉唑、苯巴比妥、苯妥英）、CYP 3A4 诱导药（如阿莫达非尼、安普那韦、阿瑞匹坦、依非韦伦、吡格列酮）合用可降低本药的暴露量，应密切监测 INR。

（4）与抗凝血药（如阿加曲班、达比加群、比伐卢丁、地西卢定、肝素、重组水蛭素等）、抗血小板药（如阿司匹林、西洛他唑、氯吡格雷、双嘧达莫、普拉格雷、噻氯匹定等）、非甾体类抗炎药（如塞来昔布、双氯芬酸、二氟尼柳、非诺洛芬、布洛芬等）、5-HT 再摄取抑制药（如西酞普兰、去甲文拉法辛、度洛西汀、艾司西酞普兰、氟西汀等）合用可增加出血的风险，应密切监测。

【注意事项】（1）少量华法林可由乳汁分泌，常规剂量对婴儿影响较小。但仍应观察受乳儿有无出血症状。

（2）活动性肺结核、急性感染或胃肠道正常菌群紊乱、甲状腺疾病患者、老年人以及妇女经期慎用。

（3）用药期间应定期测定凝血酶原时间，应保持在 25~30 秒，而凝血酶原活性至少应为正常值的 25%~40%。无测定凝血酶原时间或凝血酶原活性的条件时，切勿随便使用本品。凝血酶原时间超过正常的 2.5 倍、凝血酶原活性降至正常值的 15% 以下或出现出血时，应立即停药。严重时可用维生素 K，口服（4~20mg）或缓慢静脉注射（10~20mg），用药后 6 小时凝血酶原时间可恢复至安全水平；必要时也可输入新鲜全血、血浆或凝血酶原复合物。

（4）本品个体差异较大，治疗期间应严密观察病情及出血，并依据凝血酶原时间、INR 值调整用量，理想的 INR 值应维持 INR 在 2~3 之间。

（5）本品起效缓慢，如需快速抗凝，先用肝素治疗后，开始华法林和肝素同时延续肝素最少 5~7日直至 INR 在目标范围内 2 日以上，才可停用肝素。

（6）在长期应用最低维持量期间，如需进行手术，可先静脉注射 50mg 维生素 K1，但进行中枢神经系统及眼科手术前，应先停药。胃肠手术后，应检查大便潜血。

（7）由于本药为间接作用的抗凝药，半衰期长，给药 5~7 日后疗效方可稳定，故维持量足够与否必须观察 5~7 日后方可判断。

（8）建议使用本药的患者正常均衡饮食，食物中包含的维生素 K 应一致，避免大幅度改变饮食习惯（如食用大量绿叶蔬菜）。用药期间避免过度劳累和进行易致损伤的活动。

【制剂与规格】华法林钠片：1mg；2.5mg；3mg；5mg。

3.4.5　新型口服抗凝剂

利伐沙班　Rivaroxaban

【药理作用】本品是一种高选择性、剂量依赖性直接抑制因子 Xa 的口服药物。通过抑制因子 Xa 可以中断凝血瀑布的内源性和外源性途径，抑制凝血酶的产生和血栓形成。利伐沙班并不抑制凝血酶（活化因子 Ⅱ），也未证明其对于血小板有影响。利伐沙班对凝血酶原时间的影响具有量效关系。

【适应证】（1）用于髋关节或膝关节置换手术成年患者，以预防静脉血栓形成（VTE）。

（2）用于治疗成人深静脉血栓形成（DVT）和肺栓塞（PE），降低初始治疗 6 个月后深静脉血栓形成和肺栓塞复发的风险。

【用法与用量】（1）预防静脉血栓形成　口服，10mg，每日 1 次。如伤口已止血，首次用药时间应于手术后 6~10 小时之间进行。接受髋关节大手术的患者，推荐治疗疗程为 35 天；接受膝关节大手术的患者，推荐治疗疗程为 12 天。

（2）治疗 DVT 和 PE，降低 DVT 和 PE 复发的风险　口服，初始剂量（第 1~21 日）为一次 15mg，一日 2 次，最大日剂量为 30mg；维持剂量（第 22 日及以后）及降低 DVT 和 PE 复发风险的剂量为一次

20mg，一日 1 次，最大日剂量为 20mg。根据个体情况确定治疗持续时间〔一过性风险因素（如近期接受手术、创伤、制动）者进行短期治疗（≥ 3 个月）、永久性风险因素或特发性 DVT 或 PE 患者进行长期治疗〕。

【不良反应】（1）主要不良反应是出血，常见术后伤口出血，少见胃肠道出血、血尿症、生殖道出血、低血压、鼻衄等。出血可能并发贫血，表现为虚弱、无力、苍白、头晕、头痛或原因不明的肿胀。

（2）肝损害，常见 γ - 谷氨酰转肽酶升高，转氨酶升高。

【禁忌证】禁用于对本药过敏患者、有临床明显活动性出血的患者、有大出血显著风险的病灶或疾病（如目前或近期患有胃肠道溃疡、存在出血风险较高的恶性肿瘤、近期发生脑部或脊椎损伤、近期接受脑部或脊椎或眼科手术、近期发生颅内出血、已知或疑似的食管静脉曲张、动静脉畸形、血管动脉瘤、重大脊椎内或脑内血管畸形）的患者、具有凝血异常和出血风险的肝病患者、妊娠期妇女及哺乳期妇女。

【药物相互作用】（1）与 P- 糖蛋白和细胞色素 P450（CYP）3A4 双重抑制药（如酮康唑、氟康唑、伊曲康唑、伏立康唑、泊沙康唑、利托那韦、克拉霉素、红霉素等）合用可增加本药的暴露量和疗效，暴露量显著增加可能增加出血的风险。

（2）与非甾体类抗炎药（如阿司匹林）、血小板聚集抑制药（如氯吡格雷）、其他抗凝药、纤溶药、选择性 5- 羟色胺再摄取抑制药、5-HT 和去甲肾上腺素再摄取抑制药等合用可增加出血的风险。

（3）与 P- 糖蛋白和强效 CYP 3A4 双重诱导药（如卡马西平、苯妥英、利福平、圣约翰草等）合用可降低本药的暴露量高达 50%，减弱其疗效。

【注意事项】（1）在重度肾损害（肌酐清除率 <30ml/min）和中度肝损害（Child Pugh B 类）的肝硬化患者中，本品的血药浓度可能显著升高，进而导致出血风险升高。

（2）以下情况需慎用　先天性或后天性出血障碍，没有控制的严重动脉高压，活动期胃肠溃疡性疾病、近期胃肠溃疡、血管源性视网膜病、近期的颅内或脑内出血、脊柱内或脑内血管异常，近期接受脑、脊柱或眼科手术，同时使用能增加出血风险药物的患者。

（3）由于缺乏安全性和疗效方面的数据，不推荐用于 18 岁以下的青少年或儿童。

（4）对老年患者（>65 岁）无需调整剂量。

（5）育龄妇女用药期间应避孕。

（6）用药期间注意监测全血细胞计数、肝功能、肾功能。

（7）为降低手术或其他干预过程的出血风险而必须停止抗凝治疗时，必须在干预前至少 24 小时停用本药。

【制剂与规格】利伐沙班片：10mg；15mg；20mg。

阿哌沙班　Apixaban

【药理作用】本药为一种强效、口服有效的可逆、直接、高选择性的 Xa 因子活性位点抑制药，抗血栓活性不依赖抗凝血酶Ⅲ。本药可抑制游离及与血栓结合的 Xa 因子，并抑制凝血酶原酶活性。本药对血小板聚集无直接影响，但间接抑制凝血酶诱导的血小板聚集。通过对 Xa 因子的抑制，本药可抑制凝血酶的产生，并抑制血栓形成。

【适应证】用于髋关节或膝关节择期置换术的成年患者，预防静脉血栓栓塞事件（VTE）。

【用法与用量】本品推荐剂量为每次 2.5mg，每日两次口服，以水送服，不受进餐影响。首次服药时间应在手术后 12~24 小时之间。对于接受髋关节置换术的患者：推荐疗程为 32~38 天。对于接受膝关节置换术的患者：推荐疗程为 10~14 天。

【不良反应】主要不良反应包括低血压、心包出血、鼻衄、肌内出血、关节内出血、血尿、月经过多、阴道出血、过敏反应（如皮疹、水肿）、颅内出血、恶心、胃肠道出血、贫血、皮肤瘀斑、眼内出血、血肿、转氨酶升高等。

【禁忌证】对本药过敏、有临床明显活动性出血、伴有凝血异常和临床相关出血风险的肝病患者禁用。

【药物相互作用】（1）强效 CYP3A4 和 P- 糖蛋白双重抑制药如酮康唑、伊曲康唑、伏立康唑、泊沙康唑、利托那韦、克拉霉素等，可增加本药的暴露量，增加发生出血的风险。

（2）强效 CYP3A4 和 P- 糖蛋白双重诱导药如利福平、卡马西平、苯妥英、苯巴比妥等，可减少本药的暴露量，增加发生脑卒中和其他血栓栓塞事件的风险。

（3）与影响凝血的药物如 NSAIDs、抗血小板药、其他抗凝血药、纤维蛋白溶解药、溶栓药等合用可增加发生出血的风险。

【注意事项】(1)择期手术或侵入性医疗操作前需停药：具有出现不可接受或临床明显出血的中、高风险患者应提前至少48小时停药；具有出血低风险、非重要部位出血、较易控制的出血患者应提前至少24小时停药。停药期间无需给予其他抗凝治疗，但手术或侵入性医疗操作后且已充分止血的情况下，应尽快重新使用本药。

(2)轻、中度肝功能损害（Child Pugh 分级为A级或B级）者［包括丙氨酸氨基转移酶（ALT）/天门冬氨酸氨基转移酶（AST）>2×ULN 或总胆红素 ≥ 1.5×ULN］、重度肾功能损害（肌酐清除率为15~29ml/min）者、先天性或获得性出血疾病、活动性胃肠道溃疡疾病、细菌性心内膜炎、血小板减少、血小板功能异常、有出血性卒中史、未控制的重度高血压、近期接受脑或脊柱或眼科手术患者慎用。

【制剂与规格】阿哌沙班片：2.5mg。

达比加群酯 Dabigatran Etexilate

【药理作用】本品为一种小分子前体药物，在体内经过代谢后形成活性分子达比加群。后者为强效的、竞争性的、可逆性的凝血酶直接抑制剂。由于在凝血级联反应中，凝血酶（丝氨酸蛋白酶）使纤维蛋白原转化为纤维蛋白，抑制凝血酶可预防血栓形成。达比加群还可抑制游离凝血酶、与纤维蛋白结合的凝血酶和凝血酶诱导的血小板聚集。体内体外动物实验表明，静脉输注达比加群或口服本品均具有抗凝、抗血栓作用。

【适应证】(1)用于已使用肠外抗凝药 5~10 日的患者治疗深静脉血栓形成（DVT）和肺栓塞（PE）。

（2）用于降低 DVT 和 PE 复发的风险。

（3）用于髋关节或膝关节置换手术的成年患者，以预防静脉血栓形成（VTE）。

【用法与用量】（1）预防髋关节或膝关节置换术后 DVT 和 PE：口服，于术后 1~4 小时且止血后使用本药 110mg（第 1 日），随后一次 220mg，一日 1 次，连用 28~35 日；如手术当日未开始使用，止血后应以一次 220mg，一日 1 次开始使用。

（2）治疗 DVT 和 PE、降低 DVT 和 PE 复发风险：口服，一次 150mg，一日 2 次。

【不良反应】主要不良反应是出血，常见术后伤口出血、皮肤黏膜出血。其他不良反应可见血肿、胃肠道反应、血尿、血红蛋白减少、贫血等。

【禁忌证】对本药过敏、显著的活动性出血、植有人工心脏瓣膜、重度肾功能损害（CrCl<30ml/min）、具有凝血异常和临床相关出血风险的肝病、有显著大出血风险的病变或状况（如当前或近期消化性溃疡，高出血风险的恶性赘生物，近期脑或脊髓损伤，近期脑、脊髓或眼部手术，近期颅内出血，已知或疑似食管静脉曲张，动静脉畸形，血管动脉瘤，脊柱内或脑内血管异常）、联合使用某些药物（如环孢素、全身性酮康唑、伊曲康唑和决奈达隆）的患者禁用。

【药物相互作用】抗凝、抗血小板药物、溶栓药、NSAIDs 类药物、选择性 5- 羟色胺再摄取抑制药（SSRI）、选择性 5- 羟色胺去甲肾上腺素再摄取抑制药（SNRI）与本品合用通常会增加出血风险；P- 糖蛋白抑制剂（如维拉帕米、胺碘酮、奎尼丁、克拉霉素、替格瑞洛、酮康唑、决奈达隆等）可增加本品的血药浓度；P- 糖蛋白诱导剂（如利福平、卡马西平、苯妥英等）可降低本品的血药浓度，应避免合用。

【注意事项】由于缺乏安全性和疗效方面的数据，不推荐用于 18 岁以下的青少年或儿童。对老年患者（>75 岁）需调整剂量。接受本品治疗的育龄妇女应避免妊娠。哺乳期妇女接受本品治疗期间应停止哺乳。用药期间应监测全血细胞计数、肾功能，必要时可监测活化部分凝血活酶时间（APTT）、凝血酶时间（TT）等。

【制剂与规格】达比加群酯胶囊：110mg；150mg。

3.4.6 溶栓治疗药物

尿激酶 Urokinase

【药理作用】可直接使纤维蛋白溶酶原转变为纤维蛋白溶酶，因而可溶解血栓，对新鲜血栓效果较好。

【适应证】（1）用于血栓栓塞性疾病的溶栓治疗，包括急性广泛性肺栓塞、冠状动脉栓塞（胸痛6～12 小时内）、急性心肌梗死、急性脑血管栓塞（发病 3～6 小时内）、视网膜动脉栓塞、严重的髂 - 股静脉血栓形成及其他外周动脉栓塞症状。

（2）预防人工心脏瓣膜替换术后的血栓形成，保持血管插管和胸腔及心包腔引流管的通畅。

【用法与用量】本品临用前应以注射用灭菌生理盐水或 5% 葡萄糖注射液配制。

（1）肺栓塞 初次剂量按体重 4400U/kg，以生理盐水或 5% 葡萄糖注射液配制，以 90ml/ 小时速度 10 分钟内滴完；其后以每小时 4400U 的给药速

度，连续静脉滴注 2 小时或 12 小时。也可按体重
15000U/kg，生理盐水配制后肺动脉内注入；必要时，
可根据情况调整剂量，间隔 24 小时重复一次，最多
使用 3 次。

（2）外周动脉血栓　以生理盐水配制本品（浓
度 2500U/ml），4000U/ 分速度经导管注入血凝块。每
2 小时夹闭导管 1 次；可调整滴入速度为 1000U/ 分，
直至血块溶解。

（3）防治心脏瓣膜替换术后的血栓形成　可用
本品 4400U/kg，生理盐水配制后 10~15 分钟滴完。
然后以每小时 4400U/kg 静脉滴注维持。当瓣膜功能
正常后即停止用药；如用药 24 小时仍无效或发生严
重出血倾向应停药。

【不良反应】常见出血；其他有头痛，恶心，呕
吐，食欲缺乏；少见有发热，过敏等。

【禁忌证】绝对禁忌证包括急性内脏出血、急性
颅内出血、陈旧性脑梗死、近 2 月内进行过颅内或
脊髓内外科手术、颅内肿瘤、动静脉畸形或动脉瘤、
血液凝固异常、严重难控制的高血压患者。相对禁
忌证包括延长的心肺复苏术、严重高血压、近 4 周内
的外伤、3 周内手术或组织穿刺、妊娠、分娩后 10 天、
活动性溃疡病及重症肝脏疾病患者。

【药物相互作用】肝素和口服抗凝血药不宜与大
剂量本品同时使用，以免出血危险增加。不宜与影
响血小板功能的药物如阿司匹林、吲哚美辛和保泰
松合用。

【注意事项】（1）下列情况应权衡利弊后慎用：
近 10 天内分娩、进行过组织活检、静脉穿刺、大手
术的病人及严重胃肠道出血、极有可能出现左心血

栓者、亚急性感染性心内膜炎、继发于肝肾疾病而有出血倾向或凝血障碍、妊娠及哺乳期妇女、脑血管病、糖尿病性出血性视网膜病患者。

（2）溶栓的疗效均需后继的肝素抗凝加以维持。

（3）用药前应监测血细胞比容、血小板计数、凝血酶时间（TT）、凝血酶原时间（PT）、活化部分凝血活酶时间（APTT）及优球蛋白溶解时间（ELT）。TT 和 APTT 应小于正常值的 2 倍。

（4）用药期间应密切监测脉率、体温、呼吸频率、血压、出血倾向等，至少每 4 小时监测 1 次。如发现过敏症状如：皮疹、荨麻疹等应立即停用。

（5）静脉给药时，要求穿刺一次成功，以避免局部出血或血肿。

（6）动脉穿刺给药时，给药结束应在穿刺局部加压至少 30 分钟，并用无菌绷带和敷料加压包扎，以免出血。

（7）本品不得用酸性溶液稀释，以免药效下降。

【制剂与规格】注射用尿激酶：500U；5000U；1万U；2万U；5万U；10万U；20万U；5万U；50万U；150万U；250万U。

链激酶　Streptokinase

【药理作用】具有促进体内纤维蛋白溶解系统活性的作用。能使纤维蛋白溶解酶原激活因子前体物转变为激活因子，后者再使纤维蛋白原转变为有活性的纤维蛋白溶解酶，使血栓溶解。

【适应证】用于治疗血栓栓塞性疾病，如深静脉栓塞、周围动脉栓塞、急性肺栓塞、血管外科手术后的血栓形成、导管给药所致血栓形成、新鲜心肌梗死、中央视网膜动静脉栓塞等。

【用法与用量】（1）肺栓塞　初始剂量为25万U静脉注射30分钟，然后以每小时10万U持续静脉滴注12~24小时。快速给药150万U持续静脉滴注2小时。

（2）心肌梗死　本药150万U溶解于5%葡萄糖100ml，静脉滴注1小时。应尽早开始溶栓治疗，争取发病12小时内开始治疗。对于特殊患者（如体重明显过高或过低），应根据具体情况适当增减剂量（按2万U/kg计）。

【不良反应】（1）发热、寒战、恶心呕吐、肩背痛、过敏性皮疹；本品静脉滴注时可发生低血压，如血压下降应减慢滴注速度；过敏性休克罕见。轻度过敏反应不必中断治疗，重度过敏反应需立即停止静滴。过敏反应可用抗组织胺药物或激素处理。

（2）出血，穿刺部位出血，皮肤瘀斑，胃肠道，泌尿道或呼吸道出血；重组链激酶用于急性心肌梗死溶栓治疗时，脑出血的发生率为0.1%~0.3%。大出血时可用6-氨基己酸，输新鲜血浆或全血。

（3）其他反应　本品用于急性心肌梗死溶栓治疗时可出现再灌注心律失常，偶见缓慢心律失常、加速性室性自搏性心率、室性早搏或室颤等；偶可引起溶血性贫血，黄疸及GPT升高；溶栓后可发生继发性栓塞，如肺栓塞、脑栓塞或胆固醇栓塞等。

【禁忌证】两周内有出血、手术、外伤史、心肺复苏或不能实施压迫止血的血管穿刺等患者；近两周内有溃疡出血病史、食管静脉曲张、溃疡性结肠炎或出血性视网膜病变患者；未控制的高血压，血压>180mmHg/110mmHg以上或不能排除主动脉夹层动脉瘤患者；凝血障碍及出血性疾病患者；严重肝肾功能障碍患者；二尖瓣狭窄合并心房颤动伴左房血栓者（溶栓后可能发生脑栓塞）、感染性心内膜炎患者；妊娠期妇女；对链激酶过敏患者；对氨苄西林钠有过敏史者禁用。

【药物相互作用】与华法林、阿司匹林、吲哚美辛、双嘧达莫、保泰松、右旋糖酐、依替非巴肽等合用，有加重出血的危险。与肝素合用，本品可部分拮抗肝素的抗凝作用。

【注意事项】(1) 人体常受链球菌感染，故体内常有链激酶（即溶栓酶）的抗体存在，使用时必须先给以足够的链激酶初导剂量将其抗体中和。新近患有链球菌感染的患者，体内链激酶抗体含量较高，在使用本品前，应先测定抗链激酶值，如大于 100 万 U，即不宜应用本品治疗。

(2) 出血为主要并发症，一般为注射部位出现血肿，不需停药，可继续治疗，严重出血可给予氨基己酸或氨甲苯酸对抗溶栓酶的作用，更严重者可补充纤维蛋白原或全血。在使用本品过程中，应尽量避免肌内注射及动脉穿刺，因可能引起血肿。

(3) 新做外科手术者为相对禁忌，原则上 3 日内不得使用本品，但如产生急性栓塞必须紧急治疗时，亦可考虑应用高剂量的本品，应严密注意手术部位的出血问题。

(4) 妊娠 6 周内、产前 2 周内和产后 3 日内，在使用本品以前，必须充分估计到出血危险。

(5) 用过抗凝血药如肝素的患者，在用本品前，可用鱼精蛋白中和。如系双香豆素类抗凝血药，则须测定凝血状况，待正常后，方可使用本品。

（6）注入速度太快时，有可能引起过敏反应，故需给予异丙嗪、地塞米松等以预防其产生。

【制剂与规格】注射用重组链激酶：10 万 U；50 万 U；150 万 U。

阿替普酶　Alteplase

【药理作用】又名重组人组织型纤维蛋白溶酶原激活剂，是一种糖蛋白，可直接激活纤溶酶原转化为纤溶酶。当静脉给予时，本品在循环系统中表现出相对非活性状态。一旦与纤维蛋白结合后，本品被激活，诱导纤溶酶原转化为纤溶酶，导致纤维蛋白降解，血块溶解。

【适应证】用于治疗血流不稳定的急性大面积肺栓塞的溶栓治疗。

【用法与用量】静脉给药，先在 1~2 分钟内静脉注射 10mg，随后 2 小时持续静脉滴注 90mg。体重小于 65kg 者总剂量不得超过 1.5mg/kg。静脉滴注本药后，当活化部分凝血活酶时间（APPT）值低于正常值上限的 2 倍时，应给予（或再次给予）肝素。肝素剂量应根据 APTT 值调整，使其维持在 50~70 秒（参考值的 1.5~2.5 倍）。

【不良反应】本品不良反应较少，可有凝血障碍和出血、血细胞比容及血红蛋白降低、注射部位出血。偶见心律失常、体温升高。罕见血压下降、颅内出血、腹膜后出血、便血、血尿等。

【禁忌证】（1）对本药过敏者。

（2）有高危出血倾向（包括目前或近 6 个月内有明显的出血疾病、已知出血体质、口服抗凝药、显著的或近期严重的出血、有颅内出血史或疑似颅内出血、疑似蛛网膜下隙出血或因动脉瘤导致的蛛网膜下隙出血、有中枢神经系统病变史或创伤史、近 10 日内曾进行有创心外按压、近 10 日内分娩、近 10 日内曾进行非压力性血管穿刺、严重未控制的高血压、细菌性心内膜炎或心包炎、急性胰腺炎、近 3 月内有胃肠溃疡史、食管静脉曲张、动脉瘤或有动静脉畸形史、出血倾向的肿瘤、严重肝病、近 3 个月内有严重创伤或大手术）者。

（3）用于治疗急性心肌梗死、急性肺栓塞时的禁忌 ①有出血性脑卒中或不明原因的卒中病史者。②近 6 个月内有缺血性脑卒中或短暂性脑缺血发作（TIA）病史（3 小时内发生的缺血性脑卒中除外）者。

【药物相互作用】（1）与香豆素类衍生物、口服抗凝药、血小板聚集抑制药、普通肝素、血小板糖蛋白（GP）Ⅱ b/Ⅲ a 拮抗药、低分子肝素和其他影响凝血的药物合用，可增加发生出血的风险。

（2）与血管紧张素转换酶抑制药合用可能增加发生过敏样反应的风险。

【注意事项】（1）较小的近期损伤（如活组织检查、主要血管穿刺、肌内注射）、复苏心脏按压、收缩压 >160mmHg、妊娠期、产后二周以及 70 岁以上患者慎用。

（2）由于可导致出血的风险增加，使用本药溶栓后 24 小时内不得使用血小板聚集抑制药。

（3）曾服用口服抗凝剂者用本品出血的危险性增加。

（4）用药期间监测心电图。

（5）不能与其他药配伍静脉滴注，也不能与其他药共用一个静脉滴注器具。

【制剂与规格】注射用阿替普酶：20mg；50mg。

瑞替普酶 Reteplase

【药理作用】通过水解纤溶酶原肽链上第560位（精氨酸）和第561位（缬氨酸）之间的肽链，使无活性的纤溶酶原转化为有活性的纤溶酶，后者使不溶性成网状的纤维蛋白单体转变为可溶性的纤维蛋白降解产物，从而发挥溶栓作用。除溶解纤维蛋白外，纤溶酶还可使纤维蛋白原及凝血因子Ⅴ和Ⅷ降解。

【适应证】适用于成人由冠状动脉梗死引起的急性心肌梗死的溶栓疗法，能够改善心肌梗死后的心室功能。本药应在症状发生后12小时内，尽可能早期使用。发病后6小时内比发病后7~12小时之间使用，治疗效果更好。

【用法与用量】10MU缓慢静脉注射2~3分钟以上，间隔30分钟后可重复给药（10MU）1次，目前尚无2次以上重复给药的经验。

【不良反应】（1）最常见出血　包括颅内、腹膜后或消化道、泌尿道、呼吸道、穿刺或破损部位出血。

（2）可引起再灌心律失常。

（3）恶心、呕吐、发热、呼吸困难及低血压过敏反应。

（4）其他　心源性休克、心律失常、肺水肿、心衰、心脏停搏、再发性心绞痛、再梗死、心脏穿孔、二尖瓣反流、心包渗出、心包炎、急性心脏压塞、静脉血栓形成及栓塞和电机械分离。

【禁忌证】对本品过敏、活动性内出血、脑血管意外史、新近（2个月内）颅脑或脊柱的手术及外伤史、颅内肿瘤、动静脉畸形或动脉瘤、已知的出血体质及严重的未控制的高血压患者禁用。

【药物相互作用】与肝素、维生素 K 拮抗药、抗血小板药（如阿司匹林、双嘧达莫）合用可能增加发生出血的风险。

【注意事项】（1）应在症状发生后，尽可能早期使用。注射时应使用单独的静脉通路，不能与其他药物混合后给药。

（2）尽量避免不可压迫的大血管穿刺，在用药期间，如必须进行动脉穿刺，应采用上肢末端血管，患者的肌内注射和非必需的搬动应尽量避免。

（3）70岁以上高龄患者、妊娠期妇女及哺乳期妇女慎用。

（4）建议用药时联用抗心动过缓和（或）室性心律失常的药物，以防引起再灌注性心律失常。

（5）用药时，可预先监测纤维蛋白原水平。纤维蛋白原水平降低，可增加发生出血的风险。

【制剂与规格】注射用瑞替普酶：5.0MU。

巴曲酶　Batroxobin

【药理作用】本药为从巴西矛头蛇的亚种的蛇毒中分离、精制的一种酶，主要为丝氨酸蛋白酶。可分解纤维蛋白原，抑制血栓形成；诱发组织型纤维蛋白溶解酶原激活剂（t-PA）的释放，减弱纤维蛋白溶解酶原激活剂的抑制因子（PAI）的活性，促进纤维蛋白溶酶原转变成纤维蛋白溶解酶，促使纤维蛋白溶解；降低血液黏度，增加血液流动性，加快血液流速，防止血栓形成；降低血管阻力，改善微循环。

【适应证】（1）急性脑梗死。

（2）改善各种闭塞性血管病（如血栓闭塞性脉管炎、深部静脉炎、肺栓塞等）引起的缺血性症状。

（3）改善末梢及微循环障碍（如突发性耳聋、振动病）。

【用法与用量】静脉滴注：成人首次 10BU（重度突发性耳聋、给药前血纤维蛋白原浓度达 400mg/dl 以上者，首次剂量为 20BU），随后维持剂量可减为 5BU，隔日 1 次。使用前以生理盐水 100ml 稀释后静脉滴注 1 小时以上。通常疗程为 1 周，必要时可增至 3~6 周。

【不良反应】不良反应多为轻度，主要为注射部位出血、创面出血、头痛、头晕耳鸣，偶有轻度皮下瘀斑、鼻衄、恶心、呕吐、上腹不适、皮疹、发热、转氨酶升高、血肌酐和尿素氮升高等。罕有引起休克的情况，故应仔细观察病情，发现异常时终止给药，并采取输血等妥当的措施。

【禁忌证】有出血患者（出凝血障碍性疾病、血管障碍所致出血倾向，活动性消化道溃疡，疑有颅内出血者，血小板减少性紫癜、血友病、月经期间、手术时、尿路出血、咯血，伴有性器官出血的早产、流产、刚分娩后的妇女和产褥期妇女等）；新近手术患者；有出血可能的患者（内脏肿瘤、消化道憩室炎、大肠炎、亚急性细菌性心内膜炎、重症高血压、重症糖尿病者等）；正在使用具有抗凝作用及抑制血小板功能药物（如阿司匹林）者和正在使用抗纤溶性制剂者；用药前血纤维蛋白原浓度低于 100mg/dl 者；重度肝或肾功能障碍及其他如乳头肌断裂、心室中隔穿孔、心源性休克、多脏器功能衰竭症者；对本品有过敏史者以及哺乳期妇女禁用。

【药物相互作用】（1）与抗凝剂及血小板抑制剂（如阿司匹林等）合用可能会增加出血倾向或使止血时间延长。

（2）本品能生成 Des-A 纤维蛋白聚合物，可能引起血栓、栓塞症，故与溶栓剂合用应特别注意。

【注意事项】（1）本制剂具有降低纤维蛋白原的作用，用药后可能有出血或止血延缓现象。因此，治疗前及治疗期间应对患者进行血纤维蛋白原和血小板凝集情况的检查，并密切注意临床症状。首次用药后第一次血纤维蛋白原低于 100mg/dl 者，给药治疗期间出现出血或可疑出血时，应终止给药，并采取输血或其他措施。

（2）如患者有动脉或深部静脉损伤时，该药有可能引起血肿。因此，使用本制剂后，临床上应避免进行星状神经节封闭、动脉或深部静脉等的穿刺检查或治疗。对于浅表静脉穿刺部位有止血延缓现象发生时，应采用压迫止血法。

（3）为使患者理解使用本制剂后发生出血的可能，因此必须将以下事项告知患者注意。①手术或拔牙时，使用本制剂前应和医生讨论。②到其他医院或部门就诊时，应将使用本制剂的情况告知医生。③用药期间应避免从事可能造成创伤的工作。

（4）下列患者慎用：有药物过敏史者、有消化道溃疡史者、患有脑血管病后遗症者、妊娠期妇女、70 岁以上高龄患者。

【制剂与规格】巴曲酶注射液：0.5ml：5BU；1ml：10BU。

纤溶酶　Fibrinogenase

【药理作用】本品是从长白山白眉蝮蛇蛇毒中提取的蛋白水解酶，主要成分为纤溶酶。作用于纤维蛋白原及纤维蛋白，使其降解为小分子可溶片段，容易分解和从血循环中清除，从而产生去纤维蛋白效应；促使组织纤溶酶原激活物（t-PA）由内皮细胞释放，并增强其活性，故具抗血栓功能；可降低血小板聚集及血液黏度；还具有降低心肌耗氧量，改善微循环的功能。

【适应证】用于脑梗死、高凝血状态及血栓性脉管炎等外周血管病。

【用法与用量】（1）预防用　治疗高凝血状态时，一次100U，加到250ml 0.9%氯化钠注射液或5%葡萄糖注射液中，以每分钟45~50滴的速度进行静脉滴注，一日1次，14天为一疗程。

（2）治疗用　若患者一般状况较好，除第一次使用100U外，以后可每日使用1次，每次用200~300U，加到500ml 0.9%氯化钠注射液或5%葡萄糖注射液中稀释进行静脉滴注，7~10天为一个疗程。若患者一般状况较差，除第一次使用100U外，以后可隔日用200U进行静脉滴注，一个疗程仍为7~10天。

【不良反应】主要不良反应有创面、注射部位、皮肤及黏膜出血以及头痛、头晕或氨基转移酶升高等。

【禁忌证】有凝血机制障碍和出血倾向、严重肝肾功能损伤、活动性肺结核空洞、消化性溃疡、皮试阳性反应患者以及妊娠、哺乳期妇女禁用。

【注意事项】（1）本品是一种蛋白酶制剂，有一定的抗原性，临床使用前应用 0.9% 氯化钠注射液稀释成 1U/ml 进行皮试，15 分钟观察结果，红晕直径不超过 1cm 或伪足不超过 3 个为阴性。皮试阳性反应者应禁用。

（2）用药过程中如出现患肢胀麻、酸痛、头胀痛、发热感、出汗、多眠等，可自行消失或缓解，不需特殊处理。如出现血尿或皮下出血点，应立即停止使用，并对症处理。

（3）血小板 $<80 \times 10^9$/L 应停药观察。严重高血压应控制在 180/110mmHg 以下才能应用，若舒张压偏高应使用 5% 葡萄糖溶液作稀释液，而不用 0.9% 氯化钠注射液。糖尿病患者则应用 0.9% 氯化钠注射液作稀释液，而不用 5% 葡萄糖溶液。

（4）两个用药疗程之间应间隔 5~7 天。

【制剂与规格】注射用纤溶酶：100U。纤溶酶注射液：1ml：100IU。

降纤酶　Defibrase

【药理作用】本药是从尖吻蝮蛇的蛇毒经分离纯化所获取的一种酶制剂。具有纤维蛋白溶解活性、能使血浆纤维蛋白原和纤维蛋白溶解，故能溶解血栓。此外，还能降低血液黏度，延长凝血酶原时间和凝血时间，但对其他凝血因子及血小板数量无明显影响。

【适应证】用于治疗血栓栓塞性疾病，如脑血栓形成、四肢动静脉血栓形成、肺栓塞等，对冠心病、心绞痛、心肌梗死也有一定疗效，能使心绞痛症状缓解和消失。

【用法与用量】静脉滴注。急性发作期：一次10U，一日1次，连用3~4日。非急性发作期：首剂量10U，维持剂量5~10U，一日或隔日1次，2周为一疗程。

【不良反应】少数人有头晕、乏力、齿龈出血、皮下出血点、瘀斑及荨麻疹等，多在24~48小时出现，3~5日内自行消失。

【禁忌证】对本品过敏者；正在使用其他纤维蛋白溶解药、抗凝药或抗血小板药的患者；严重肝肾功能不全患者；乳头肌断裂、心室中隔穿孔、心源性休克或其他多功能脏器衰竭者；有出血倾向或出血疾病史者以及新近手术患者禁用。

【药物相互作用】（1）与抗凝药、抗血小板药以及其他纤维蛋白溶解药合用，可增加出血倾向，使止血时间延长。

（2）与抗纤溶药合用，可拮抗去纤酶的作用。

【注意事项】（1）70岁以上老年患者、妊娠期妇女应慎用，哺期妇女使用本品期间应暂停哺乳。

（2）用药前应做皮试。方法为：将本药注射液0.1ml用0.9%氯化钠注射液稀释至1ml，皮内注射0.1ml，15分钟后观察，注射局部丘疹直径小于1cm、伪足在3个以下者为阴性。

（3）用药期间应注意监测纤维蛋白原及其他出血和凝血功能。当纤维蛋白原含量低于0.5g/L时，应间隔1~2日再使用下一剂量。

（4）用药后5~10日内应减少活动，以防意外创伤而致出血。

【制剂与规格】注射用降纤酶：5U；10U。降纤酶注射液：1ml：5U。

第4章 围术期抗菌药物预防用药

4.1 围术期抗菌药物预防用药的目的

主要是预防手术部位感染，包括浅表切口感染、深部切口感染和手术所涉及的器官 / 腔隙感染，但不包括与手术无直接关系的、术后可能发生的其他部位感染。

4.2 围术期抗菌药物预防用药的使用原则

（1）围术期抗菌药物预防用药，应根据手术切口类别（表4-1）、手术创伤程度、手术部位细菌污染机会和程度、可能的污染细菌种类、手术持续时间、感染发生机会和后果严重程度、抗菌药物预防效果的循证医学证据、对细菌耐药性的影响和经济学评估等因素，综合考虑决定是否预防用抗菌药物。但抗菌药物的预防性应用并不能代替严格的消毒、灭菌技术和精细的无菌操作，也不能代替术中保温和血糖控制等其他预防措施。

清洁手术（Ⅰ类切口）：手术部位为人体洁净部位，局部无炎症、无损伤，也不涉及呼吸道、消化道、泌尿生殖道等人体与外界相通的器官。手术部位无污染，通常不需预防用抗菌药物。但在下列情况时可考虑预防用药：①手术范围大、手术时间长、污染机会增加；②手术涉及重要脏器，一旦发生感染将造成严重后果者，如头颅手术、心脏手术等；③异物植入手术，如人工心瓣膜植入、永久性心脏起搏器放置、人工关节置换等；④有感染高危因素如高龄、糖尿病、免疫功能低下（尤其是接受器官移植者）、营养不良等患者。

清洁 – 污染手术（Ⅱ类切口）：手术部位存在大量人体寄殖菌群，手术时可能污染手术部位引致感染，故此类手术通常需预防用抗菌药物。

污染手术（Ⅲ类切口）：已造成手术部位严重污染的手术。此类手术需预防用抗菌药物。

污秽 – 感染手术（Ⅳ类切口）：在手术前即已开始治疗性应用抗菌药物，术中、术后继续，此不属预防应用范畴。

表 4-1　手术切口类别

切口类别	定义
Ⅰ类切口（清洁手术）	手术不涉及炎症区，不涉及呼吸道、消化道、泌尿生殖道等人体与外界相通的器官
Ⅱ类切口（清洁 – 污染手术）	上、下呼吸道，上、下消化道，泌尿生殖道手术，或经以上器官的手术，如经口咽部手术、胆道手术、子宫全切除术、经直肠前列腺手术，以及开放性骨折或创伤手术等
Ⅲ类切口（污染手术）	造成手术部位严重污染的手术，包括：手术涉及急性炎症但未化脓区域；胃肠道内容物有明显溢出污染；新鲜开放性创伤但未经及时扩创；无菌技术有明显缺陷如开胸心脏按压者
Ⅳ类切口（污秽 – 感染手术）	有失活组织的陈旧创伤手术；已有临床感染或脏器穿孔的手术

注：目前我国在病历首页中将手术切口分为三类，其Ⅰ类与表中Ⅰ类同，Ⅱ类相当于表中Ⅱ、Ⅲ类，Ⅲ类相当于表中Ⅳ类。参考时应注意两种分类的区别。

（2）选用对可能的污染菌针对性强、有充分的预防有效的循证医学证据、安全、使用方便及价格适当的品种。

（3）应尽量选择单一抗菌药物预防用药，避免不必要的联合使用。预防用药应针对手术路径中可能存在的污染菌。如心血管、头颈、胸腹壁、四肢软组织手术和骨科手术等经皮肤的手术，通常选择针对金黄色葡萄球菌的抗菌药物。结肠、直肠和盆腔手术，应选用针对肠道革兰阴性菌和脆弱拟杆菌等厌氧菌的抗菌药物。

（4）对某些手术部位感染会引起严重后果者，如心脏人工瓣膜置换术、人工关节置换术等，若术前发现有 MRSA 定植的可能或者该机构 MRSA 发生率高，可选用万古霉素预防感染，但应严格控制用药持续时间。

（5）不应随意选用广谱抗菌药物作为围术期预防用药。鉴于国内大肠埃希菌对氟喹诺酮类药物耐药率高，应严格控制氟喹诺酮类药物作为外科围术期预防用药。

4.3　围术期抗菌药物预防用药的推荐方案

（1）给药方法　给药途径大部分为静脉输注，仅有少数为口服给药。

静脉输注应在皮肤、黏膜切开前 0.5~1 小时内或麻醉开始时给药，在输注完毕后开始手术，保证手术部位暴露时局部组织中抗菌药物已达到足以杀灭手术过程中沾染细菌的药物浓度。万古霉素或氟喹诺酮类由于需输注较长时间，应在手术前 2 小时开始给药。

（2）预防用药维持时间　抗菌药物的有效覆盖时间应包括整个手术过程。手术时间较短（<2 小时）

的清洁手术术前给药一次即可。如手术时间超过 3 小时或超过所用药物半衰期的 2 倍以上，或成人出血量超过 1500ml，术中应追加一次。清洁手术的预防用药时间不超过 24 小时，心脏手术可视情况延长至 48 小时。清洁 – 污染手术和污染手术的预防用药时间亦为 24 小时，污染手术必要时延长至 48 小时。延长用药时间并不能进一步提高预防效果，且预防用药时间超过 48 小时，耐药菌感染机会增加。

（3）常见围术期预防用抗菌药物的品种选择参见表 4-2，侵入性诊疗操作患者的抗菌药物的预防应用选择参见表 4-3，抗菌药物剂量推荐及注意事项参见表 4-4。

表 4-2　抗菌药物在围术期预防应用的品种选择[1, 2]

手术名称	切口类别	可能的污染菌	抗菌药物选择
脑外科手术（清洁，无植入物）	I	金黄色葡萄球菌，凝固酶阴性葡萄球菌	第一、二代头孢菌素[3]，耐甲氧西林金黄色葡萄球菌（MRSA）感染高发医疗机构的高危患者可用万古霉素
脑外科手术（经鼻窦、鼻腔、口咽部手术）	II、III	金黄色葡萄球菌，链球菌属，口咽部厌氧菌（如消化链球菌）	第一、二代头孢菌素[3]单用或加甲硝唑，或克林霉素＋庆大霉素
脑脊液分流术	I	金黄色葡萄球菌，凝固酶阴性葡萄球菌	第一、二代头孢菌素[3]，MRSA感染高发医疗机构的高危患者可用万古霉素

续表

手术名称	切口类别	可能的污染菌	抗菌药物选择
脊髓手术	I	金黄色葡萄球菌，凝固酶阴性葡萄球菌	第一、二代头孢菌素[3]
眼科手术（如白内障、青光眼或角膜移植、泪囊手术、眼穿通伤）	I、II	金黄色葡萄球菌，凝固酶阴性葡萄球菌	局部应用妥布霉素或左氧氟沙星等
头颈部手术（恶性肿瘤，不经口咽部黏膜）	I	金黄色葡萄球菌，凝固酶阴性葡萄球菌	第一、二代头孢菌素[4]
头颈部手术（经口咽部黏膜）	II、III	金黄色葡萄球菌，链球菌属，口咽部厌氧菌（如消化链球菌）	第一、二代头孢菌素[4]单用或加甲硝唑，或克林霉素＋庆大霉素
颌面外科（下颌骨折切开复位或内固定，面部整形术有移植物手术，正颌手术）	I	金黄色葡萄球菌，凝固酶阴性葡萄球菌	第一、二代头孢菌素[3]
耳鼻喉科（复杂性鼻中隔鼻成形术，包括移植）	II	金黄色葡萄球菌，凝固酶阴性葡萄球菌	第一、二代头孢菌素[3]
乳腺手术（乳腺癌、乳房成形术，有植入物如乳房重建术）	I	金黄色葡萄球菌，凝固酶阴性葡萄球菌，链球菌属	第一、二代头孢菌素[3]

手术名称	切口类别	可能的污染菌	抗菌药物选择
胸外科手术（食管、肺）	Ⅱ	金黄色葡萄球菌，凝固酶阴性葡萄球菌，肺炎链球菌，革兰阴性杆菌	第一、二代头孢菌素[3]
心血管手术（腹主动脉重建、下肢手术切口涉及腹股沟、任何血管手术植入人工假体或异物，因缺血行下肢截肢术，心脏手术、安装永久性心脏起搏器）	Ⅱ	金黄色葡萄球菌，凝固酶阴性葡萄球菌	第二代头孢菌素[3]，MRSA 感染高发医疗机构的高危患者可用万古霉素
肝、胆系统及胰腺手术	Ⅱ、Ⅲ	革兰阴性杆菌，厌氧菌（如脆弱类杆菌）	第一、二代头孢菌素[3]，或头霉素类
胃、十二指肠、小肠手术	Ⅱ、Ⅲ	革兰阴性杆菌，链球菌属，口咽部厌氧菌（如消化链球菌）	第一、二代头孢菌素[3]；或头霉素类
结肠、直肠、阑尾手术	Ⅱ、Ⅲ	革兰阴性杆菌，厌氧菌（如脆弱类杆菌）	第一、二代头孢菌素[3]+甲硝唑
经直肠前列腺活检	Ⅱ	革兰阴性杆菌	氟喹诺酮类[4]

续表

手术名称	切口类别	可能的污染菌	抗菌药物选择
泌尿外科手术[5]：进入泌尿道或经阴道的手术（经尿道膀胱肿瘤或前列腺切除术、异体植入及取出，切开造口、支架的植入及取出）及经皮肾镜手术	Ⅱ	革兰阴性杆菌	第一、二代头孢菌素[3]，或氟喹诺酮类[4]
泌尿外科手术：涉及肠道的手术	Ⅱ	革兰阴性杆菌，厌氧菌	第一、二代头孢菌素[3]，或氨基糖苷类＋甲硝唑
有假体植入的泌尿系统手术	Ⅱ	葡萄球菌属，革兰阴性杆菌	第一、二代头孢菌素[3]＋氨基糖苷类，或万古霉素
经阴道或经腹腔子宫切除术	Ⅱ	革兰阴性杆菌，肠球菌属，B组链球菌，厌氧菌	第一、二代头孢菌素（经阴道加用甲硝唑）[3]，或头霉素类
羊膜早破或剖宫产术	Ⅱ	革兰阴性杆菌，肠球菌属，B组链球菌，厌氧菌	第一、二代头孢菌素[3]加用甲硝唑
人工流产－刮宫术引产术	Ⅱ	革兰阴性杆菌，肠球菌属，链球菌，厌氧菌（如脆弱类杆菌）	第一、二代头孢菌素[3]加用甲硝唑

续表

手术名称	切口类别	可能的污染菌	抗菌药物选择
会阴撕裂修补术	Ⅱ、Ⅲ	革兰阴性杆菌，肠球菌属，链球菌属，厌氧菌（如脆弱类杆菌）	第一、二代头孢菌素[3]加用甲硝唑
皮瓣转移术（游离或带蒂）或植皮术	Ⅱ	金黄色葡萄球菌，凝固酶阴性葡萄球菌，链球菌属，革兰阴性菌	第一、二代头孢菌素[3]
关节置换成形术、截骨、骨内固定术、腔隙植骨术、脊柱术（应用或不用植入物、内固定物）	Ⅰ	金黄色葡萄球菌，凝固酶阴性葡萄球菌，链球菌属	第一、二代头孢菌素[3]，MRSA感染高发医疗机构的高危患者可用万古霉素
外固定架植入术	Ⅱ	金黄色葡萄球菌，凝固酶阴性葡萄球菌，链球菌属	第一、二代头孢菌素[3]
截肢术	Ⅰ、Ⅱ	金黄色葡萄球菌，凝固酶阴性葡萄球菌，链球菌属，革兰阴性菌，厌氧菌	第一、二代头孢菌素[3]，或加用甲硝唑

续表

手术名称	切口类别	可能的污染菌	抗菌药物选择
开放骨折内固定术	Ⅱ	金黄色葡萄球菌，凝固酶阴性葡萄球菌，链球菌属，革兰阴性菌，厌氧菌	第一、二代头孢菌素[3]，或加用甲硝唑

注：[1] 所有清洁手术通常不需要预防用药，仅在有前述特定指征时使用。

[2] 胃十二指肠手术、肝胆系统手术、结肠和直肠手术、阑尾手术、Ⅱ或Ⅲ类切口的妇产科手术，如果患者对 β - 内酰胺类抗生素过敏，可用克林霉素 + 氨基糖苷类，或氨基糖苷类 + 甲硝唑。

[3] 有循证医学证据的第一代头孢菌素主要为头孢唑啉，第二代头孢菌素主要为头孢呋辛。

[4] 国内大肠埃希菌对氟喹诺酮类耐药率高，预防应用需严加限制。

表 4-3　特殊诊疗操作中抗菌药物预防应用的建议

诊疗操作名称	预防用药建议	推荐药物
血管（包括冠状动脉）造影术、成形术、支架植入术及导管内溶栓术	不推荐常规预防用药。对于 7 天内再次行血管介入手术者、需要留置导管或导管鞘超过 24 小时者，则应预防用药	第一代头孢菌素
主动脉内支架植入术	建议使用 1 次	第一代头孢菌素
下腔静脉滤器植入术	不推荐预防用药	
先天性心脏病封堵术	建议使用 1 次	第一代头孢菌素
心脏射频消融术	建议使用 1 次	第一代头孢菌素

续表

诊疗操作名称	预防用药建议	推荐药物
血管畸形、动脉瘤、血管栓塞术	通常不推荐，除非存在皮肤坏死	第一代头孢菌素
脾动脉、肾动脉栓塞术	建议使用，用药时间不超过 24 小时	第一代头孢菌素
肝动脉化疗栓塞（TACE）	建议使用，用药时间不超过 24 小时	第一、二代头孢菌素 + 甲硝唑；
肾、肺或其他（除肝外）肿瘤化疗栓塞	不推荐预防用药	
子宫肌瘤 – 子宫动脉栓塞术	不推荐预防用药	
食管静脉曲张硬化治疗	建议使用，用药时间不超过 24 小时	第一、二代头孢菌素过敏患者可考虑氟喹诺酮类
经颈静脉肝内门腔静脉分流术（TIPS）	建议使用，用药时间不超过 24 小时	氨苄西林 / 舒巴坦
肿瘤的物理消融术（包括射频、微波和冷冻等）	不推荐预防用药	
经皮椎间盘摘除术及臭氧、激光消融术	建议使用	第一、二代头孢菌素
经内镜逆行胰胆管造影（ERCP）	建议使用 1 次	第二代头孢菌素或头孢曲松

续表

诊疗操作名称	预防用药建议	推荐药物
经皮肝穿刺胆道引流或支架植入术	建议使用	第一、二代头孢菌素，或头霉素类
内镜黏膜下剥离术（ESD）	一般不推荐预防用药；如为高危切除（大面积切除、术中穿孔等）可以使用，时间？（请询问相关消化学会专家）	第一、二代头孢菌素
经皮内镜胃造瘘置管	建议使用，用药时间不超过 24 小时	第一、二代头孢菌素
输尿管镜和膀胱镜检查，尿动力学检查；震波碎石术	术前尿液检查无菌者，通常不需预防用药。但对于高龄、免疫缺陷状态、存在解剖异常等高危因素者，可予预防用药	氟喹诺酮类；TMP/SMX；第一、二代头孢菌素；氨基糖苷类
腹腔镜子宫肌瘤剥除术	如使用举宫器建议使用	第二代头孢菌素＋甲硝唑；头霉素
腹膜透析管植入术	建议使用 1 次	第一代头孢菌素
隧道式血管导管或药盒置入术	不推荐预防用药	
淋巴管造影术	建议使用 1 次	第一代头孢菌素

注：1. 操作前半小时静脉给药。

2. 手术部位感染预防用药有循证医学证据的第一代头孢菌素主要为头孢唑啉，第二代头孢菌素主要为头孢呋辛。

3. 在国内大肠埃希菌对氟喹诺酮类耐药率高，预防应用应严加限制。

表 4-4 围术期预防用抗菌药物剂量推荐、术中追加剂量时间间隔及注意事项

抗菌药物（规格）	推荐剂量		肾功能正常成人的药物半衰期 /h	术中追加剂量时间间隔（自术前一剂用药起）/h	备注
	成人 a	儿童 b			
头孢唑林	1~2g	30mg/kg	1.2~2.2	4	
头孢呋辛	1.5g	50mg/kg	1~2	4	
头孢米诺	1g	20mg/kg	2.5	5	具有抗厌氧菌作用，不应与硝基咪唑联用
头孢西丁	2g	40mg/kg	0.7~1.1	2	具有抗厌氧菌作用，不应与硝基咪唑联用
氨曲南	2g	30mg/kg	1.3~2.4	4	仅对革兰阴性菌有效
头孢曲松	2g	50~75mg/kg	5.4~10.9	NA	避免与含钙溶液同时输注
克林霉素	0.6g	10mg/kg	2~4	6	用100~200ml生理盐水或5%葡萄糖稀释至浓度≤6mg/ml，滴注时间大于30分钟

续表

| 抗菌药物
（规格） | 推荐剂量 | | 肾功能正常成人的
药物半衰期 /h | 术中追加剂量时间
间隔（自术前一剂
用药起）/h | 备注 |
	成人 a	儿童 b			
庆大霉素	5mg/kg	2.5mg/kg	2~3	NA	配置浓度 ≤ 1mg/ml，滴注时间大于 30 分钟，滴注过快容易发生神经 – 肌肉阻滞作用
环丙沙星	400mg	10mg/kg	3~7	NA	滴注时间不少于 60 分钟，术前 2 小时给药
左氧氟沙星	0.5~0.6g	10mg/kg	6~8	NA	滴注时间不少于 60 分钟，术前 2 小时给药
甲硝唑	0.5g	15mg/kg、体重 <1.2kg 新生儿剂量 7.5mg/kg	6~8	NA	缓慢滴注 1 小时
万古霉素	15mg/kg	15mg/kg	4~8	NA	静脉滴注时间 >1 小时，滴注过快容易导致红人综合征，用药期间监测肾功能

注：a. 成人剂量来源于各研究，当剂量推荐不一致时使用治疗常用量；b. 儿童最大给药剂量不应超过成人剂量。

第 5 章　围术期气道管理用药

5.1　围术期气道管理的意义

围术期气道管理是加速康复外科的重要组成部分，尤其是在胸外科，可以有效减少并发症、缩短住院时间、降低再入院率及死亡风险，改善患者预后，减少医疗费用。麻醉中常见诱发气道高反应状态的危险因素为：哮喘史，近期有上呼吸道感染，反复气管插管或拔管，气道手术，慢性阻塞性肺疾病，浅麻醉下气管插管等。2012 年《胸外科围术期气道管理专家共识》、2016 年及 2018 年《多学科围术期气道管理专家共识》有效推动了我国围术期气道管理的临床应用并取得了良好的效果。

术前肺功能评估可预测手术效果及术后并发症，有助于选择手术类型和手术范围。必要时可行心肺运动试验，有助于识别高危患者，同时可作为制定患者运动负荷量的依据。评估方法包括患者的呼吸困难程度、气道炎症、吸烟指数、肺功能检查等。术前在指导下戒烟（至少 2 周）也可降低围术期并发症发生率。同时，术后还可以制定呼吸锻炼计划，通过指导患者进行有效咳嗽、体位引流、胸背部拍击等方法，帮助患者保持呼吸道通畅，及时清除呼吸道分泌物。

目前，围术期常用气道管理药物有糖皮质激素、支气管舒张剂和黏液溶解剂等，另外，针对高危人群合理使用抗菌药物也是降低气道感染发生的重要环节。

5.2 围术期气道管理的用药选择

5.2.1 糖皮质激素类

围术期使用糖皮质激素对于应激调控具有重要临床意义，有益于减轻患者术后创伤反应，减少术后肺部并发症，且具有咽喉黏膜保护作用，是围术期气道管理药物治疗的常用药之一。

（1）糖皮质激素的作用机制 糖皮质激素抑制气道高反应性的机制是抑制炎性因子的释放和炎性细胞的迁移、活化，减轻黏膜水肿和毛细血管渗漏，抑制 β_2 肾上腺素能受体下调。

（2）糖皮质激素的应用 术前雾化吸入糖皮质激素能改善气道高反应性，利于清除气道内分泌物，提高肺功能；对吸入性糖皮质激素类药物，术中应用可降低气管插管后咽喉部并发症的发生率；术后应用能降低肺部并发症发生率，缩短术后住院时间，降低医疗费用。

（3）糖皮质激素的推荐方案 雾化吸入给药方式，可使药物直接作用于气道黏膜，治疗剂量小，可避免或减少全身给药的毒副作用；建议与支气管舒张剂联合应用，与 β_2 受体激动剂有协同增效作用。

对于术后肺部并发症高危患者，推荐在术前3~7 日和术后 3~7 日进行雾化吸入糖皮质激素联合支气管舒张剂治疗，每日 2~3 次，如布地奈德剂量为2mg/ 次。临床研究证实围术期雾化吸入布地奈德可提高术前肺功能，降低胸外科患者术中单肺通气炎症反应，显著减少气管插管后咽喉部并发症的发生。

降低术后肺部并发症发生风险并缩短术后住院时间。

（4）糖皮质激素应用的注意事项　普遍认为吸入性糖皮质激素较口服或静脉注射糖皮质激素的全身不良反应少，但也有不良反应的报道。长期吸入较大剂量的糖皮质激素有引起肾上腺功能抑制的潜在危险，儿童吸入糖皮质激素与发生肾上腺危象和昏迷相关联，故应避免超剂量使用，一般氟替卡松常规剂量 $50\sim100\,\mu g$（一日2次），不能超过 $200\,\mu g$（一日2次）。在老年慢性阻塞性肺疾病患者，大剂量的吸入糖皮质激素也与下呼吸道感染有关，包括肺炎。随着长期吸入较大剂量的糖皮质激素，骨矿物质密度会降低，导致患者骨质疏松。通常只有大剂量吸入糖皮质激素时才会出现声嘶和口咽部念珠菌感染。吸入糖皮质激素伴发的口腔念珠菌病可通过应用贮雾罐来减少其发生，在没有终止糖皮质激素治疗的情况下可应用抗真菌药，在吸入糖皮质激素后漱口（儿童可清洗牙齿）对预防真菌感染有帮助。

5.2.2　支气管舒张剂

围术期综合治疗中适量、适时地使用支气管扩张剂可预防和减少围术期肺部并发症，支气管舒张剂联合吸入型糖皮质激素相比单用支气管舒张剂具有更好的支气管舒张作用且肺部并发症更少。哮喘及气道高反应性患者麻醉诱导前可预防性给予雾化吸入糖皮质激素和支气管舒张剂以降低术中支气管痉挛发生风险。围术期使用支气管扩张剂可有效降低迷走神经张力，缓解反应性高张高阻状态，预防支气管痉挛和其他围术期气道并发症，是保障患者快速康复的重要措施之一。选择性 β_2 受体激动剂以及胆碱能受体拮抗剂是目前临床常用雾化吸入制剂。

（1）β_2 受体激动剂的作用机制及应用　β_2 受体激动剂选择性激动气道靶细胞膜上的 β_2 受体，松弛气道平滑肌而缓解气道的收缩状态，从而减轻喘息症状。此外，其还可抑制肥大细胞与中性粒细胞释放炎症介质，增强气道纤毛运动、促进气道分泌、降低血管通透性、减轻气道黏膜下水肿等。

β_2 受体激动剂根据作用起效时间的不同及维持时间的不同可分为速效和缓效，短效和长效。临床常用短效 β_2 受体激动剂的代表药物有特布他林和沙丁胺醇。如硫酸特布他林雾化吸入 5mg/ 次，每天 2~3 次，疗程为 7~14 日。

（2）抗胆碱能药物的作用机制及应用　用于扩张支气管的抗胆碱药物为 M 胆碱受体抑制药，对支气管平滑肌 M 受体有较高选择性。对气道平滑肌有较强的直接松弛作用，对腺体分泌和心血管系统的作用不明显。其松弛支气管平滑肌的作用比 β_2 受体激动剂弱，但慢性阻塞性肺疾病患者往往副交感神经亢进，对抗胆碱药更敏感；两种药物有协同作用。

通常用于围术期的为吸入短效抗胆碱能药物，如异丙托溴铵。抗胆碱支气管舒张药慎用于前列腺增生、膀胱流出道梗阻患者，慎用于急性闭角青光眼易感者。有报道雾化吸入异丙托溴铵发生急性闭角青光眼，尤其与沙丁胺醇雾化溶液合用时（亦可能是其他 β_2 受体激动药）易发生；需注意保护防止雾化液和药粉接触患者的眼睛。

5.2.3　黏液溶解剂

（1）黏液溶解剂的作用机制　黏液溶解药是一类能改变痰中黏性成分、降低痰的黏滞度使其易于咳出的药物。因作用机制不同，主要有四类：使痰液中酸性黏蛋白纤维断裂、从而降低黏稠度的药物，如溴己新、氨溴索；结构中含巯基的氨基酸，可使黏蛋白分子裂解，从而降低痰液的黏稠度，如乙酰半胱氨酸等；含有分解脱氧核糖核酸（DNA）的酶类，促使脓性痰中 DNA 分解，使脓痰黏度下降，如脱氧核糖核酸酶、糜蛋白酶等；表面活性剂，降低痰液的表面张力，使痰黏度降低。

（2）黏液溶解剂的应用　黏液溶解药主要应用于咳嗽、咳痰，痰液黏稠不易咳出的支气管肺疾病，作为对症治疗，如慢性阻塞性肺疾病、慢性支气管炎、支气管扩张、肺脓肿等。对慢性阻塞性肺疾病，此类药物如乙酰半胱氨酸可能减少其急性加重频次。如应用黏液溶解剂 4 周治疗后无效，应停止使用该药。

由于黏液溶解药可破坏胃黏膜屏障，对有胃溃疡病病史的患者，使用此类药物宜谨慎。

5.3　常用药物基本信息

布地奈德　Budesonide

【药理作用】①减少参与炎症反应的各种细胞的数量，抑制炎症初期的白细胞游走和巨噬细胞、淋巴细胞的浸润，减轻炎症反应。②降低血管通透性，减轻气道黏膜水肿；抑制炎症所致的黏液分泌和黏稠化。③干扰花生四烯酸代谢，抑制前列腺素、白三烯和血小板活化因子等血管通透性因子、血管扩张因子、平滑肌收缩因子的产生，继而抑制多种细胞因子如肿瘤坏死因子 TNF–α、白介素 1 的产生。④增加细胞内 cAMP 的含量，增强机体对儿茶酚胺的反应性。

【适应证】支气管哮喘，主要用于慢性持续期支气管哮喘；也可在重度慢性阻塞性肺疾病使用。

【用法与用量】吸入。

（1）气雾剂（严重哮喘和停用或减量使用口服糖皮质激素的患者，开始使用布地奈德气雾剂）　成人：一日 200~1600μg，分 2~4 次吸入；轻症一次 200~400μg，一日 2 次；重症一次 200~400μg，一日 4 次，一日共 800μg。儿童：① 2~7 岁，一日 200~400μg，分 2~4 次吸入；② 8 岁以上，一日 200~800μg，分 2~4 次吸入。

（2）粉吸入剂　成人治疗哮喘：原来未使用口服糖皮质激素，一次 200~400μg，一日 1 次，或一次 100~400μg，一日 2 次；原使用口服糖皮质激素，一次 400~800μg，一日 2 次；成人的最高推荐剂量为一次 800μg，一日 2 次。6 岁和 6 岁以上儿童治疗哮喘：原未使用口服糖皮质激素，一次 200~400μg，一日 1 次，或一次 100~200μg，一日 2 次；原使用口服糖皮质激素，一次 200~400μg，一日 1 次；儿童的最高推荐剂量为一次 400μg，一日 2 次。当哮喘控制后，应减至最低剂量。

治疗哮喘维持剂量的范围：成人一日 100~1600μg，儿童一日 100~800μg。COPD 的治疗，推荐剂量是 400μg，一日 2 次；口服糖皮质激素的患者，若减少口服糖皮质激素剂量，本品用量和哮喘的推荐剂量相同。

（3）吸入用混悬液　成人，严重哮喘期或减少口服糖皮质激素时的剂量，一次 1~2mg，一日 2 次。

维持剂量，一次 0.5~1mg，一日 2 次。儿童，一次 0.5~1mg，一日 2 次。

（4）布地奈德福莫特罗粉吸入剂　① 160μg/4.5μg/喷，成人和 12 岁及 12 岁以上患者，一次 1~2 喷，一日 2 次。② 80μg/4.5μg/喷，成人一次 1~2 喷，一日 2 次或一次 4 喷，一日 2 次；12~17 岁患者，一次 1~2 喷，一日 2 次。③ 6 岁和 6 岁以上患者一次 2 喷，一日 2 次。在常规治疗中，当一日 2 次剂量可有效控制症状时，应逐渐减少剂量直至最低有效剂量，甚至一日 1 次给予本品。

【不良反应】轻度喉部刺激、舌部和口腔刺激，咳嗽、口干、溃疡、声嘶、咽部疼痛不适；味觉减弱；口咽部念珠菌感染；头痛、头晕；恶心、腹泻、体重增加、疲劳；速发或迟发的过敏反应，包括皮疹、接触性皮炎、荨麻疹、血管性水肿和支气管痉挛；精神症状，包括紧张、不安、抑郁和行为障碍等；罕见皮肤淤血、肾上腺功能减退和生长缓慢。

【禁忌证】对本品过敏者，2 岁以下儿童。

【注意事项】（1）鼻炎、湿疹等过敏性疾病，可使用抗组胺药及局部制剂进行治疗。

（2）下列情况慎用　肺结核、鼻部真菌感染和疱疹、孕妇及哺乳期妇女。长期接受吸入治疗的儿童应定期测量身高。2 岁以下儿童应慎用或不用。

（3）由口服糖皮质激素转为吸入布地奈德或长期高剂量治疗的患者应特别小心，可能在一段时间内处于肾上腺皮质功能不全的状况中。建议进行血液学和肾上腺皮质功能的监测。

（4）不适用于快速缓解支气管痉挛。

（5）在哮喘加重或严重发作期间，或在应激择期手术期间应给予全身性糖皮质激素。

（6）应避免合用酮康唑、伊曲康唑或其他强
CYP3A4抑制剂。若必须合用上述药物，则用药间隔
时间应尽可能长。

（7）一次用药后用水漱口。

【制剂与规格】布地奈德鼻喷雾剂：$64\mu g \times 120$
喷。吸入用布地奈德混悬液：2ml：1mg。布地奈德鼻
喷雾剂：$64\mu g \times 120$喷。布地奈德福莫特罗粉吸入
剂：$80\mu g/4.5\mu g \times 60$吸。布地奈德福莫特罗粉吸入
剂：$160\mu g/4.5\mu g \times 60$吸。布地奈德福莫特罗粉吸入
剂：$320\mu g/9\mu g \times 60$吸。

倍氯米松　Beclomethasone Dipropionate

【药理作用】同"布地奈德"。

【适应证】用于慢性支气管哮喘。

【用法与用量】吸入。成人及12岁以上儿童：轻
微哮喘，一日$200\sim400\mu g$或以上，分2~4次用药；
中度哮喘，一日$600\sim1200\mu g$，分2~4次用药；严重
哮喘，一日$1000\sim2000\mu g$，分2~4次用药。

5~12岁儿童：一日$200\sim1000\mu g$；4岁以下儿童，
一日总剂量$100\sim400\mu g$，分次用药。

【不良反应】常见口腔及喉部的念珠菌病、声嘶、
喉部刺激；偶见免疫系统失调，如皮疹、风疹、瘙痒
症及红斑；罕见异常支气管痉挛、眼、脸部、嘴唇
和喉部的水肿，呼吸困难和支气管痉挛和过敏反应、
白内障、青光眼、库兴综合征、肾上腺抑制、儿童
和青少年生长发育迟缓、骨矿物质密度减少等内分
泌失调，以及焦虑、睡眠紊乱、行为改变［包括活
动过度、易激怒（主要见于儿童）］等精神失调。

【禁忌证】对本品过敏或本品中其他附加成分
过敏。

【注意事项】（1）过敏性鼻炎等过敏反应，可使用抗组胺药物或局部用制剂（包括局部使用的糖皮质激素）进行治疗。

（2）下列情况慎用 患有活动期和静止期的肺结核，孕妇及哺乳期妇女。

（3）对于长期使用糖皮质激素的儿童和青少年，应密切随访其生长状况。

（4）从口服糖皮质激素转为吸入糖皮质激素时，在很长时间内肾上腺储备功能受损的风险仍然存在。定期监测肾上腺皮质功能。

（5）对可逆性阻塞性气道疾病（包括哮喘）的处理应常规遵循阶梯方案，并应由临床症状及通过肺功能测定监测患者的反应。

（6）本品不用于缓解急性哮喘症状，如需要时，急性哮喘症状应使用快速短效的支气管扩张剂（如沙丁胺醇）。

（7）在急救或易导致应激的选择情况下，应考虑采用适当的糖皮质激素治疗。

（8）本品不适用于患有重度哮喘的患者；不用于哮喘的初始治疗；应个体化用药。

（9）不可突然中断治疗。

（10）一次用药后用水漱口。

【制剂与规格】丙酸倍氯米松气雾剂：每揿含丙酸倍氯米松 $50\mu g$；$250\mu g$。丙酸倍氯米松粉吸入剂：每吸含丙酸倍氯米松 $50\mu g$；$100\mu g$；$200\mu g$。

氟替卡松 Fluticasone Propionate

【药理作用】同"布地奈德"。

【适应证】（1）用于支气管哮喘的预防性治疗，主要用于慢性持续期支气管哮喘。

（2）用于重度慢性阻塞性肺疾病。

【用法与用量】吸入。（1）成人及16岁以上儿童：一次100~1000μg，一日2次；一般一次250μg，一日2次。初始剂量：①轻度哮喘一次100~250μg，一日2次；②中度哮喘一次250~500μg，一日2次；③重度哮喘一次500~1000μg，一日2次。

（2）4岁以上儿童，一次50~100μg，一日2次。

【不良反应】常见口腔及喉部的念珠菌病、声嘶；偶见免疫系统失调、皮肤过敏反应；罕见。血管神经性水肿（主要为面部和口咽部水肿）、呼吸困难或支气管痉挛和过敏样反应，异常支气管痉挛、眼、脸部、嘴唇和喉部的水肿、白内障、青光眼，以及库兴综合征、肾上腺抑制、儿童和青少年生长发育迟缓、骨矿物质密度减少等内分泌失调，以及焦虑、睡眠紊乱、行为改变［包括活动过度、易激怒（主要见于儿童）］等精神失调。极罕见：消化不良和关节痛。

【禁忌证】对本品过敏者。

【注意事项】（1）下列情况慎用 活动期或静止期肺结核患者，有糖尿病史的患者，妊娠期妇女。

（2）儿童如长期接受吸入性糖皮质激素治疗，应定期监测身高。

（3）哮喘的治疗应按照阶梯治疗原则进行，病人的病情应通过临床和肺功能试验进行监测。

（4）本品不用于快速缓解急性哮喘症状。

（5）长期大剂量接受吸入性糖皮质激素，会引起肾上腺皮质抑制；另外，在紧急情况下或择期手术当中，应考虑附加给予全身糖皮质激素治疗。

（6）不可突然中断治疗。

（7）一次用药后用水漱口。

【制剂与规格】丙酸氟替卡松吸入气雾剂：125μg×60喷。丙酸氟替卡松鼻喷剂：0.05mg×120喷。氟替卡松乳膏：15g：7.5mg。

特布他林 Terbutaline

【药理作用】选择性激动呼吸道 β_2 肾上腺素受体，扩张支气管平滑肌。

【适应证】用于支气管哮喘，慢性支气管炎、肺气肿和其他伴有支气管痉挛的肺部疾病。

【用法与用量】（1）吸入 气雾剂：一次0.25~0.5mg（1~2揿），一日3~4次，重病患者一次1.5mg（6揿），24小时内的总量不应超过6mg（24喷）。雾化液：成人及20kg以上儿童一次5mg，一日3次；20kg以下的儿童一次2.5mg，一日3次，不应超过4次。

（2）口服 成人开始1~2周，一次1.25mg，一日2~3次；以后可加至一次2.5mg，一日3次。儿童按体重一次0.065mg/kg（一次总量不应超过1.25mg），一日3次。

（3）静脉注射 一次0.25mg，必要时15~30分钟1次，但4小时内用量不能超过0.5mg。

【不良反应】震颤、头痛、恶心、强直性痉挛、心动过速、心悸；胃肠道障碍、皮疹和荨麻疹；睡眠失调和行为失调，如易激动、多动、坐立不安等；低钾血症。

【禁忌证】对本品及其他肾上腺素受体激动药过敏者或处方中其他成分过敏者禁用。

【注意事项】（1）对其他肾上腺素受体激动药过敏者，对本品也可能过敏。

（2）本品对人或动物未见致畸作用，且可松弛子宫平滑肌，所以可抑制孕妇的子宫活动能力及分娩，应慎用。

（3）下列情况慎用：甲状腺功能亢进症、冠心病、高血压、糖尿病、哺乳期妇女。

（4）β_2 受体激动药可能会引起低钾血症，当与黄嘌呤衍生物、糖皮质激素、利尿药合用及氧都可能增加低钾血症的发生，因此，在这种情况下需监测血清钾浓度。

（5）大剂量应用可使有癫痫病史的患者发生酮症酸中毒。

（6）长期应用可产生耐受性，疗效降低。

（7）不良反应的程度取决于剂量和给药途径，从小剂量逐渐加至治疗量常能减少不良反应。

【制剂与规格】特布他林雾化液：2ml：5.0mg。特布他林注射液：1ml：0.25mg。硫酸特布他林气雾剂：0.25mg/揿，200揿/瓶或400揿/瓶。硫酸特布他林片：2.5mg。

沙丁胺醇　Salbutamol

【药理作用】同"特布他林"。

【适应证】用于缓解支气管哮喘或喘息型支气管炎伴有支气管痉挛的病症。

【用法与用量】（1）吸入　成人缓解症状，或运动及接触过敏原之前，一次 100~200μg；长期治疗，最大剂量一次 200μg，一日 4 次。儿童缓解症状或运动及接触过敏原之前 10~15 分钟给药，一次 100~200μg；长期治疗，最大剂量一日 4 次，一次 200μg。

（2）溶液　成人一次 2.5mg，用氯化钠注射液将 1.5ml 或一次 5mg，用氯化钠注射液 1.5ml 稀释后，由驱动式喷雾器吸入。12 岁以下儿童的最小起始剂量为一次 2.5mg，用氯化钠注射液 1.5~2ml 稀释后，由驱动式喷雾器吸入。主要用来缓解急性发作症状。

（3）口服　成人，一次 2~4 片，一日 3 次。

（4）静脉滴注　一次 0.4mg，用氯化钠注射液 100mg 稀释后，每分钟 3~20μg。

【不良反应】常见肌肉震颤；亦可见恶心、心率加快或心律失常；偶见头晕、头昏、头痛、目眩、口舌发干、烦躁、高血压、失眠、呕吐、面部潮红、低钾血症等。

【禁忌证】对本品及其他肾上腺素受体激动药过敏者禁用。

【注意事项】（1）肝、肾功能不全的患者需减量。

（2）下列情况慎用　高血压，冠状动脉供血不足，心血管功能不全，糖尿病，甲状腺功能亢进症等，孕妇及哺乳期妇女。

（3）本品仅有支气管扩张作用，作用持续时间约 4 小时，不能过量使用，哮喘症状持续不能缓解者要及时就医。

（4）本品可能引起严重低钾血症，进而可能使洋地黄化者可造成心律失常。

（5）本品久用易产生耐受性，使药效降低。此时患者对肾上腺素等扩张支气管作用的药物也同样产生耐受性，使支气管痉挛不易缓解，哮喘加重。

（6）少数患者同时接受雾化沙丁胺醇及异丙托溴胺治疗时可能发生闭角型青光眼，故合用时不要让药液或雾化液进入眼中。

【制剂与规格】硫酸沙丁胺醇吸入气雾剂：100μg/揿，200 揿/罐。吸入用硫酸沙丁胺醇溶液：5mg：2.5ml；100mg：20ml，50mg：10ml。硫酸沙丁胺醇片：2.4mg（相当于沙丁胺醇 2mg）。硫酸沙丁胺醇注射液：2ml : 0.4mg。

丙卡特罗 Procaterol Hydrochloride

【药理作用】①选择性激动呼吸道 β_2 肾上腺素受体，扩张支气管平滑肌。②抗过敏作用，可抑制速发型和迟发型气道反应性增高。

【适应证】适用于支气管哮喘、喘息性支气管炎、伴有支气管反应性增高的急性支气管炎、慢性阻塞性肺部疾病。

【用法与用量】口服。成人，一次 50μg，一日 2 次，清晨及睡前服用；或一次 50μg，一日 1 次，睡前服用。6 岁以上儿童，一次 25μg，用法同成人。儿童可依据年龄、症状和体重用量酌情增减。

【不良反应】偶见口干、鼻塞、倦怠、恶心、胃部不适、肌颤、头痛、眩晕或耳鸣；亦见皮疹、心律失常、心悸、面部潮红等。

【禁忌证】对本品及肾上腺受体激动药过敏者禁用。

【注意事项】（1）孕妇及哺乳期妇女、婴幼儿、老年人慎用。

（2）有下列情况慎用 甲状腺功能亢进症、高血压、心脏病、糖尿病。

（3）有可能引起心律失常，服用时应予注意。

【制剂与规格】丙卡特罗口服液：30ml : 0.15mg。盐酸丙卡特罗片：25μg。

福莫特罗 Formoterol

【药理作用】①选择性激动呼吸道 β_2 肾上腺素受体，扩张支气管平滑肌。②抗炎作用，抑制肥大细胞释放组胺等过敏介质的作用。

【适应证】可逆性气道阻塞。

【用法与用量】吸入。成人常用量为一次 4.5~9μg，一日 1~2 次，早晨和晚间用药；或一次 9~18μg，一日 1~2 次，一日最高剂量 36μg。哮喘夜间发作，可于晚间给药 1 次。

【不良反应】常见头痛、心悸、震颤；偶见烦躁不安、失眠、肌肉痉挛、心动过速；罕见皮疹、荨麻疹、房颤、室上性心动过速、期前收缩、支气管痉挛、低钾血症或高钾血症。个别病例有恶心，味觉异常，眩晕，心绞痛，心电图 QT 间期延长，过敏反应，血压波动和血中胰岛素、游离脂肪酸、血糖、尿酮体水平升高。

【禁忌证】对本品过敏者禁用。

【注意事项】（1）肝肾功能不全、严重肝硬化患者慎用。

（2）下列情况慎用　甲状腺功能亢进症、嗜铬细胞瘤、肥厚性梗阻型心肌病、严重高血压、颈内动脉 - 后交通动脉瘤或其他严重的心血管病（如心肌缺血、心动过速或严重心衰）、孕妇及哺乳期妇女、运动员。

（3）可能造成低钾血症。哮喘急性发作时，应更加注意。联合用药也可能增加血钾降低的作用。因此在上述情况下，建议监测血钾浓度。

（4）本品能引起 QT 间期延长，因此伴有 QT 间期延长的患者及使用影响 QT 间期的药物治疗的患者应慎用。

（5）可影响血糖代谢，糖尿病患者用药初期应注意血糖的控制。

（6）本品可能引起气道痉挛。哮喘急性发作时的缺氧会增加此危险性。

【制剂与规格】福莫特罗粉吸入剂：12μg。布地奈德福莫特罗粉吸入剂：80μg/4.5μg，160μg/4.5μg，320μg/9μg；每盒均为 60 吸。

沙美特罗　Salmeterol

【药理作用】①选择性激动呼吸道 β₂ 肾上腺素受体，扩张支气管平滑肌。②抑制组胺诱导的血浆外渗、炎症细胞浸润以及抗原引起的人肺组织组胺和白三烯的释放。

【适应证】用于支气管哮喘，包括夜间哮喘和运动引起的支气管痉挛的防治；与支气管扩张剂和吸入糖皮质激素合用，用于可逆性阻塞性气道疾病，包括哮喘。

【用法与用量】（1）粉雾吸入　成人一次 50μg，一日 2 次；儿童一次 25μg，一日 2 次。

（2）气雾吸入　剂量用法同粉雾吸入。

（3）沙美特罗替卡松粉吸入剂　①成人和 12 岁及 12 岁以上的青少年，根据病情选择三种规格中的任何一种，一次 1 吸，一日 2 次。②4 岁及 4 岁以上的儿童，50μg/100μg（沙美特罗 / 丙酸氟替卡松），一次 1 吸，一日 2 次。本品可逐渐减量至一日 1 次。

【不良反应】可见震颤、心悸及头痛等。偶见心律失常、肌痛、肌肉痉挛、水肿、血管神经性水肿；罕见口咽部刺激。

【禁忌证】对本品过敏者，对牛奶过敏的患者禁用。

【注意事项】（1）下列情况慎用　肺结核、甲状腺功能亢进症、对拟交感胺类有异常反应、有低钾血症倾向、已患有心血管疾病、有糖尿病史、孕妇及哺乳期妇女。

（2）本品不适用于缓解急性哮喘发作。

（3）治疗可逆性阻塞性气道疾病应常规遵循阶梯方案，并应通过观察临床症状及测定肺功能来监测患者对治疗的反应。为避免哮喘急性加重的风险，不可突然中断使用本品治疗。

【制剂与规格】沙美特罗替卡松粉吸入剂：50μg/100μg；50μg/250μg；50μg/500μg；每盒均为60吸。沙美特罗粉雾剂胶囊：50μg。沙美特罗气雾剂：每喷25μg（600喷、1200喷、2000喷）。

异丙托溴铵　Ipratropine

【药理作用】对支气管平滑肌M受体有较强选择性，直接松弛气道平滑肌。

【适应证】用于慢性阻塞性肺疾病相关的支气管痉挛的维持治疗，包括慢性支气管炎、肺气肿哮喘等。

【用法与用量】吸入。

（1）溶液　成人（包括老人）和12岁以上青少年：一次一个单剂量小瓶（500μg），一日3~4次，急性发作的患者病情稳定前可重复给药。单剂量小瓶中每1ml雾化吸入液可用氯化钠注射液稀释至终体积2~4ml。

（2）气雾剂　成人及学龄儿童推荐剂量：一次40~80μg，一日3~4次。

【不良反应】常见头痛、恶心和口干；少见心动过速、心悸、眼部调节障碍、胃肠动力障碍和尿潴留等抗胆碱能不良反应；可能引起咳嗽、局部刺激；罕见吸入刺激产生的支气管痉挛，变态反应如皮疹、舌、唇和面部血管性水肿、荨麻疹、喉头水肿和过敏反应。

【禁忌证】（1）对阿托品及其衍生物过敏患者禁用。

（2）对本品过敏者禁用。

【注意事项】（1）使用本品后可能会立即发生过敏反应。

（2）下列情况慎用　闭角型青光眼倾向的患者或，有前列腺肥大或膀胱颈梗阻等症状患者，孕妇及哺乳期妇女。

（3）应避免使眼睛接触到本品，如果不慎本品在使用中污染到眼睛，引起眼睛疼痛或不适、视物模糊、结膜充血和角膜水肿并视物有光晕或有色成相等闭角性青光眼的征象，应首先使用缩瞳药并立即就医。

（3）患有囊性纤维化的患者可能会引起胃肠道蠕动的紊乱。

（4）有尿道梗阻的患者使用时尿潴留危险性增高。

【制剂与规格】吸入用异丙托溴铵溶液：2ml：50μg；2ml：250μg；2ml：500μg；20ml：500μg。异丙托溴铵气雾剂：20μg/揿，200揿/支；40μg/揿，200揿/支。

噻托溴铵　Tiotropium Bromide

【药理作用】同"异丙托溴铵"。

【适应证】用于慢性阻塞性肺部疾病的维持治疗，包括慢性支气管炎和肺气肿、伴随性呼吸困难的维持治疗及急性发作的预防。

【用法与用量】吸入。一次18μg，一日1次。

【不良反应】常见口干、便秘、念珠菌感染、鼻窦炎、咽炎；少见全身过敏反应、心动过速、房颤、心悸、排尿困难、尿潴留。有发生恶心、声音嘶哑、头晕、血管性水肿、皮疹、荨麻疹、皮肤瘙痒；因吸入刺激导致的支气管痉挛，还可能有视力模糊、青光眼。

【禁忌证】对噻托溴铵、阿托品或其衍生物过敏的患者。

【注意事项】（1）吸入噻托溴铵粉末后有可能立即发生过敏反应。

（2）下列情况慎用 闭角型青光眼、前列腺增生、膀胱颈梗阻、中重度肾功能不全、18 岁的患者、孕妇及哺乳期妇女。

（3）如药粉误入眼内可能引起或加重闭角型青光眼症状，应立即停用并就医。

【制剂与规格】噻托溴铵粉雾剂：18μg×10 喷。噻托溴胺喷雾剂：2.5μg×60 揿。噻托溴铵粉吸入剂：18μg×10 喷。

溴己新　Bromhexine

【药理作用】本品有较强的溶解黏痰作用，可使痰中的多糖纤维素裂解，稀化痰液。抑制杯状细胞和黏液腺体合成糖蛋白使痰液中的唾液酸减少，减低痰黏度，利于痰液排出。促进呼吸道黏膜的纤毛运动作用。

【适应证】用于急、慢性支气管炎，支气管扩张等有多量黏痰而不易咯出的患者。

【用法与用量】口服。成人，一次 8~16mg，一日 3 次。

肌内或静脉注射：一次 4mg，一日 8~12mg。静脉注射时，用葡萄糖注射液稀释后使用。

【不良反应】偶有恶心，胃部不适、可能使血清氨基转移酶暂时升高。

【禁忌证】对本品过敏者。

【注意事项】（1）胃炎、胃溃疡患者，过敏体质者慎用。

（2）肝功能不全者在医师指导下使用。

【制剂与规格】溴己新葡萄糖注射液：100ml：4mg：5g。盐酸溴己新片：8mg。盐酸溴己新注射液：2ml：4ml。注射用盐酸溴己新：4mg。

氨溴索　Ambroxol

【药理作用】黏液溶解剂，能增加呼吸道黏膜浆液腺的分泌，减少黏液腺分泌，从而降低痰液黏度；还可以促进肺部表面活性物质的分泌，增加支气管纤毛运动，使痰液易于咳出。

【适应证】适用于痰液黏稠不易咳出者。

【用法与用量】（1）口服　成人及 12 岁以上儿童一次 30mg，一日 3 次，餐后口服。长期服用一次 30mg，一日 2 次。缓释胶囊一次 75mg，一日 1 次，餐后口服。5~12 岁儿童，一次 15mg，一日 3 次；2~5 岁儿童，一次 7.5mg，一日 3 次；2 岁以下儿童儿童，一次 7.5mg，一日 2 次。餐后口服。长期服用者，一日 2 次即可。缓释胶囊按体重一日 1.2~1.6mg/kg 计算。

（2）雾化吸入　一次 15~30mg，一日 3 次。

（3）肌内注射　将本品用 5% 葡萄糖注射液或氯化钠注射液 10~20ml 稀释后缓慢注射。

（4）皮下注射　一次 15mg，一日 2 次。

（5）静脉注射　成人及 12 岁以上儿童，一次 15mg，一日 2~3 次，严重病例可以增至一次 30mg。每 15mg 用 5ml 无菌注射用水溶解，注射应缓慢。

6~12 岁儿童，一次 15mg，一日 2~3 次；2~6 岁儿童，一次 7.5mg，一日 3 次；2 岁以下儿童，一次 7.5mg，一日 2 次。以上注射均应缓慢。婴儿呼吸窘迫综合征（IRDS）一次 7.5mg/kg，一日 4 次，应使用注射泵给药，静脉注射时间至少 5 分钟。

（6）静脉滴注　一次 15~30mg，一日 2 次，用氯化钠注射液或 5% 葡萄糖注射液 100ml 稀释后 30 分钟内缓慢滴注。

【不良反应】上腹部不适、食欲缺乏、胃痛、胃部灼热、消化不良、恶心、呕吐、腹泻、皮疹；罕见头痛、眩晕、血管性水肿。快速静脉注射可引起腰部疼痛和疲乏无力感。

【禁忌证】对本品过敏者。妊娠初期 3 个月妇女。

【注意事项】（1）过敏体质者慎用。

（2）孕妇及哺乳期妇女慎用。

（3）应避免与中枢性镇咳药（如右美沙芬等）同时使用，以免稀化的痰液堵塞气道。

（4）本品为黏液调节剂，仅对咳嗽症状有一定作用，在使用时应注意咳嗽、咳痰的原因，如使用 7 日后未见好转，应及时就医。

【制剂与规格】氨溴索口服溶液：100ml∶0.6g。盐酸氨溴索片：30mg。盐酸氨溴索溶液：5ml∶15mg；5ml∶30mg；60ml∶180mg。盐酸氨溴索注射液：2ml∶15mg。注射用盐酸氨溴索：15mg。盐酸氨溴索气雾剂：2ml∶15mg。

糜蛋白酶　Chymotrypsin

【药理作用】具有肽链内切酶作用，使蛋白质大分子的肽链切断，成为分子量较小的肽，或在蛋白分子肽链端上作用，使分出氨基酸。有脂酶作用，使某些脂水解。此外，尚能松弛睫状韧带及溶解眼内某些组织的蛋白结构。

【适应证】用于上呼吸道浓痰的液化。

【用法与用量】用前将本品以氯化钠注射液适量溶解，配成 2~5mg/ml 的溶液，喷雾吸入。

【不良反应】注射部位出现疼痛、肿胀和红斑。

【禁忌证】严重肝病、凝血功能不正常者以及正在应用抗生素患者。

【注意事项】（1）使用时须严密观察，如发生过敏反应，应立即停止使用，并用抗组胺类药治疗。

（2）本品不可静脉注射。

（3）本品溶解后不稳定，宜用时新鲜配制。

【制剂与规格】注射用糜蛋白酶：4000IU。

乙酰半胱氨酸　Acetylcysteine

【药理作用】由于其化学结构中的巯基可使黏蛋白的双硫键断裂，降低痰黏度，使痰容易咳出。

【适应证】用于浓稠痰黏液过多的呼吸系统疾病：急性支气管炎、慢性支气管炎急性发作、支气管扩张症。

【用法与用量】（1）口服　成人，一次 0.2g，一日 2~3 次。儿童一次 0.1g，一日 2~3 次。

（2）静脉滴注　本品 8g 用 10% 葡萄糖注射液 250ml 稀释后静脉滴注，一日 1 次，疗程 45 天。

（3）喷雾吸入　以 0.9% 氯化钠溶液配成 10% 溶液喷雾吸入，一次 1~3ml，一日 2~3 次。

（4）气管滴入　以 5% 溶液经气管插管或直接滴入气管内，一次 1~2ml，一日 2~6 次。

（5）气管注入　以 5% 溶液用注射器自气管的甲状软骨环骨膜处注入气管腔内，一次 2ml，一日

2 次。

【不良反应】偶发恶心、呕吐，极少见皮疹、支气管痉挛。

【禁忌证】对本品过敏，孕妇，哺乳期妇女用药期间停止哺乳，支气管哮喘。

【注意事项】（1）支气管哮喘患者在用本品治疗期间，如发生支气管痉挛应立即停药。

（2）有消化道溃疡病史者慎用。

（3）肝功能不全者本品血液浓度增高，应适当减量。

【制剂与规格】乙酰半胱氨酸泡腾片：0.6g。乙酰半胱氨酸胶囊：200mg。乙酰半胱氨酸颗粒：100mg；200mg。乙酰半胱氨酸喷雾剂：500mg；1000mg。乙酰半胱氨酸注射液：20ml：4g。

桃金娘油　Myrtol

【药理作用】在上、下呼吸道黏膜能发挥溶解黏液、调节分泌的作用，并刺激黏液纤毛运动，增强黏液纤毛清除功能。此外，具有抗炎作用，通过减轻支气管黏膜肿胀而起到舒张气管的作用。

【适应证】（1）黏液溶解性祛痰药。

（2）适用于急、慢性鼻窦炎和支气管炎。

（3）用于支气管扩张、慢性阻塞性肺疾病、肺部真菌感染、肺结核、硅肺等。

（4）可在支气管造影术后使用，以利于造影剂的排出。

【用法与用量】口服。

（1）成人，服用成人装　①急性患者：一次 1 粒，一天 3~4 次。②慢性患者：一次 1 粒，一天 2 次。

（2）4~10 岁儿童，服用儿童装　①急性患者：

一次 1 粒，一天 3~4 次。②慢性患者：一次 1 粒，一天 2 次。

本品较宜在餐前 30 分钟用较多的凉开水送服。勿将胶囊掰开或咀嚼服用。

【不良反应】罕见胃肠道不适、原有的肾结石和胆结石的移动。偶见过敏反应，如皮疹、面部红肿、呼吸困难和循环障碍。

【注意事项】（1）本品为肠溶胶囊，不可打开或嚼破后服用。

（2）本品宜在餐前 30 分钟用较多的凉开水送服。

（3）孕妇及哺乳期妇女慎用。

【制剂与规格】标准桃金娘油胶囊：成人装每粒含 300mg；儿童装每粒含 120mg。

羧甲司坦　Carbocisteine

【药理作用】黏液调节剂，主要作用于支气管腺体的分泌，使痰液的黏稠性降低而易于咳出。

【适应证】用于支气管炎、支气管哮喘等疾病引起的痰液黏稠、咳出困难。

【用法与用量】口服。

（1）成人　一次 0.25~0.5g，一日 3 次。

（2）儿童　①2~4 岁：一次 0.1g，一日 3 次。②5~8 岁：一次 0.2g，一日 3 次。③8~12 岁，一次 0.25g，一日 3 次。

【不良反应】恶心、胃部不适、腹泻、轻度头痛、皮疹。

【禁忌证】对本品过敏；消化道溃疡活动期。

【注意事项】孕妇及哺乳期妇女、儿童慎用。消化道溃疡史患者慎用。本品仅对咳痰症状有一定作用。

【制剂与规格】羧甲司坦片：250mg；600mg。羧甲司坦片（儿童用）：100mg。羧甲司坦颗粒：200mg；500mg。羧甲司坦泡腾片：500mg。羧甲司坦糖浆：2%（20mg/ml）。

厄多司坦 erdosteine

【药理作用】黏液溶解剂，前体药物通过肝脏生物转化成含有游离巯基的活性代谢产物而发挥黏痰溶解作用。可能是通过含游离巯基的代谢产物使支气管分泌物的黏蛋白的二硫键断裂，改变其组成成分和流变学性质（降低痰液黏度），从而有利于痰液排出。另外，还具有增强黏膜纤毛运转功能等作用。

【适应证】用于急性和慢性支气管炎痰液黏稠所致的呼吸道阻塞。

【用法与用量】口服。一次300mg，一日2次。

【不良反应】偶见较轻微的头痛和胃肠道反应，如恶心、呕吐、上腹隐痛等症状。

【禁忌证】对本品过敏，孕妇及哺乳期妇女，不足15岁的儿童，严重肝肾功能不全者禁用。

【注意事项】（1）胃及十二指肠溃疡患者慎用。

（2）应避免与强力镇咳药同时应用。

【制剂与规格】厄多司坦片：0.15g。

脱氧核糖核酸酶 Deoxyribonuclease

【药理作用】能使DNA解聚，从而取消DNA对蛋白水解酶的抑制，使黏蛋白水解而降低痰的黏稠度。

【适应证】用于有大量脓痰的呼吸系统感染如支气管扩张、肺脓肿溃疡等。

【用法与用量】（1）吸入 一次5万~10万U，

临用前，一次剂量用 10% 丙二醇或氯化钠注射液
2~3ml 溶解，一日 3~4 次，连用 4~6 日。

（2）腔内注射　一次 5 万 U。

（3）肌内注射　一次 100 万 U，隔日 1 次。

【不良反应】咽部疼痛、乏力、胃肠道反应、皮
疹、发热等。

【禁忌证】禁用于对牛血清生物制剂过敏的患者、
对汞化合物包括硫柳汞过敏的患者、急性化脓性蜂
窝组织炎患者、有支气管胸腔瘘管的活动性肺结核
患者。

【注意事项】（1）用于治疗支气管扩张、肺脓肿
溃疡时，若胸膜腔有纤维蛋白膜块沉积或有黏性渗
出物堵塞，可直接注射到腔内。

（2）用药后若发生咽部疼痛及一次喷雾后应立
即漱口。

（3）本药在室温下或过度稀释后可迅速灭活，
溶液须临用前配制。

【制剂与规格】注射用脱氧核糖核酸酶：25000U；
10 万 U。

第6章　围术期血糖管理用药

6.1　围术期血糖管理的重要性

　　围术期血糖异常包括高血糖、低血糖和血糖波动；围术期血糖异常与患者术后不良临床结局相关，包括增加手术患者术后感染和死亡率，增加伤口愈合延迟、术后恢复差及住院时间延长等不良事件的发生率。有研究发现，急性高血糖可能会引起炎性细胞因子产生，导致血管通透性增加，白细胞和血小板活化导致炎症和血栓形成，不利于术后恢复。围术期血糖 ≤ 2.8mmol/L 时出现认知功能障碍，长时间的严重低血糖可能会导致脑死亡，还可通过干扰心肌能量代谢、激活自主神经系统、损害血管内皮功能、诱发严重心律失常等心血管不良事件。血糖波动会对组织细胞产生损伤，是并发症的发生、发展中起着关键作用，也是心血管疾病患者预后不良的独立危险因素。

6.2　围术期高血糖的风险因素及评估

　　对于围术期患者，其术前血糖控制不佳、糖尿病病程 >5 年、既往频繁发作低血糖史、高龄（或预期寿命 <5 年）、合并心脑血管疾病、肝肾功能不全、恶性肿瘤、严重感染、升糖药物等均是血糖异常的重要危险因素。此外手术大、术前禁食时间长、

应激、全身麻醉等也是围术期血糖异常的高危因素。对于这类患者推荐临床进行术前评估（表6-1），从而进行围术期全程血糖管理。

表6-1　围术期高血糖危险因素的评估表

患者基本信息

病例号	姓名	性别	年龄	科室	床号
BMI	身高	体重	腰围	诊断	

血糖控制情况

日期	早	中	晚	睡前	凌晨	
						Hb-A1c： 是否糖尿病： 糖尿病类型： 糖尿病病程： 低血糖发作史：

危险因素评估

血压	血脂	肌酐	AST	ALT	WBC
NE%	PCT	CRP	ESR	升糖药物	
是否合并心血管病	是☐ 否☐	是否合并脑血管疾病	是☐ 否☐	是否合并肿瘤	是☐ 否☐

（续表说明：末两列为"是否危重症 是☐ 否☐"）

续表

手术评估				
拟手术日期	手术类型	急诊手术□	手术大小	普通大中型手术□
		择期□		小手术□
				整形等精细手术□
是否需要禁食	是□	禁食时长	麻醉方式	全身麻醉□
	否□			局部麻醉或腰硬膜外麻醉□

血糖控制目标	
□ 一般	（空腹或餐前血糖：6.1~7.8mmol/L；餐后或不能进食的随机血糖：7.8~10.0mmol/L）
□ 严格	（空腹或餐前血糖：4.4~6.1mmol/L；餐后或不能进食的随机血糖：6.1~7.8mmol/L）
□ 宽松	（空腹或餐前血糖：7.8~10.0mmol/L；餐后或不能进食的随机血糖：7.8~13.9mmol/L）

6.3　围术期血糖管理的目标

　　围术期血糖管理应该做到分层管理，需根据血糖控制水平不同，分为严格控制、一般控制和宽松控制。其中一般控制的目标是空腹血糖或餐前血糖为 6.1~7.8mmol/L，餐后 2 小时或者不能进食时的随机血糖为 7.8~10.0mmol/L，详细目标见表 6-2。

表 6-2　围术期各类手术血糖的控制目标

手术类型		血糖控制目标分层	空腹或餐前血糖（mmol/L）	餐后 2h 或不能进食时的随机血糖（mmol/L）
择期手术（术前、术中和术后）	大、中、小手术	一般控制	6.1~7.8	7.8~10.0
	器官移植手术	一般控制	6.1~7.8	7.8~10.0
	精细手术（如整形）	严格控制	4.4~6.1	6.1~7.8
急诊手术（术中、术后）	大、中、小手术	宽松控制	7.8~10.0	7.8~13.9
	器官移植手术	一般控制	6.1~7.8	7.8~10
	精细手术（如整形）	严格控制	4.4~6.1	6.1~7.8
特殊人群	重症患者	一般控制	6.1~7.8	7.8~10
	75 岁以上老年人、预期寿命 <5 年（如癌症等）、合并心脑血管疾病、中重度肝肾功能不全、低血糖高危人群、精神或智力障碍人群、胃肠外营养	宽松控制	7.8~10.0	7.8~13.9

6.4 围术期血糖管理的给药方案

糖尿病患者建议在早晨尽早手术，以尽量减少禁食禁饮对血糖的影响；其中胰岛素是围术期控制血糖的首选治疗方案。胰岛素给药方式包括皮下注射和持续静脉输注；皮下注射方式包括基础－餐时胰岛素（睡前中／长效联合三餐前短／速效胰岛素）、预混胰岛素皮下注射或胰岛素泵皮下注射。基础－餐时治疗模式：对于 1 型糖尿病患者，每日总量（U）＝体重（kg）×（0.4~0.5）；2 型糖尿病患者每日总量（U）＝体重（kg）×（0.5~1.0），餐时量占全天总量的 40%~60%，按照 1/3、1/3、1/3 或 1/5、2/5、1/5 的比例分配到三餐前注射。胰岛素泵治疗：上述日剂量基础与速效胰岛素类似物剂量各占全天胰岛素总量的 50%，餐前大剂量按照 1/3、1/3、1/3 分配。基础输注量与时间段应根据患者的血糖波动情况以及生活状况来设定。胰岛素持续静脉输注目前多采用双通道给药法，即一通道给予生理盐水＋速效胰岛素持续静脉输注，另一通道给予静脉葡萄糖（如 5% 葡萄糖溶液 100~125ml/h），具体方法见表 6-3。

表6-3　围术期血糖调整方法

大中型手术		餐时胰岛素（速效）	基础胰岛素（长效）	餐时剂量：/ 基础剂量：
术前	皮下注射（餐时+基础胰岛素（首选）或预混胰岛素）	□门冬胰岛素　□赖脯胰岛素　□谷赖胰岛素	□地特胰岛素　□甘精胰岛素　□德谷胰岛素	餐时剂量： 基础剂量：
	预混胰岛素	□预混门冬胰岛素30　□预混门冬胰岛素50　□预混赖脯胰岛素25　□预混赖脯胰岛素50		剂量：
	胰岛素泵	速效胰岛素：□门冬胰岛素　□赖脯胰岛素	基本速率：	早/中/晚餐前剂量：□赖脯胰岛素　□含赖脯胰岛素
术中	胰岛素静脉输注（首选短效）	□重组人胰岛素　□生物合成人胰岛素		
	胰岛素泵的配制	胰岛素泵50U+49.5ml（浓度1U/ml）	泵速：	泵速：
	胰岛素静脉用药的普通配制	25U+NS₂ 50ml（浓度0.1U/ml）	滴注速度：	

续表

	术后	胰岛素静脉输注至少24h。待恢复饮食后改为皮下注射。方案：				
小手术	术前	原方案	方案：			
		皮下注射胰岛素	方案：			
	术中	若血糖高，皮下注射短/速效胰岛素（首选速效）	□门冬胰岛素	□赖脯胰岛素	□谷赖胰岛素	剂量：
	术后	恢复饮食前，血糖高，皮下注射速效胰岛素	方案：			
	术后	恢复饮食后，转为原治疗方案	方案：			
危重患者	术前术中	胰岛素静脉输注	□重组人胰岛素	□生物合成人胰岛素	胰岛素50U+49.5ml（浓度1U/ml）	泵速： / 胰岛素的静脉滴注速度：
	术后	待患者病情稳定，恢复饮食时，可将静脉输注胰岛素转为皮下注射胰岛素。方案：				

6.5 常用药物基本信息

胰岛素 Insulin

【药理作用】通过抑制肝糖原分解及糖原异生作用、减少肝糖输出，促进葡萄糖的摄取和肝糖原的合成，促进肌肉和脂肪对葡萄糖的摄取进而合成蛋白质和脂肪，抑制脂肪及肌肉中脂肪和蛋白质的分解，最终降低血糖。

【适应证】主要用于 1 型、2 型糖尿病患者术中治疗。

【用法与用量】使用方法及剂量应个体化。人胰岛素皮下注射，0.5 小时内起效，1~3 小时达峰，作用持续时间大约 8 小时。不同部位皮下注射的吸收差别很大。静脉注射后 10~30 分钟起效，10~30 分钟达高峰，持续 0.5~1 小时，在血液循环中半衰期为 5~10 分钟。

【不良反应】发生低血糖时可静脉注射 50% 葡萄糖注射液，必要时再静脉滴注 5% 葡萄糖液。少数患者对人胰岛素制剂发生过敏反应，偶见过敏性休克。

【禁忌证】对本品过敏者、低血糖症者。

【注意事项】（1）短效胰岛素皮下吸收峰型较超短效胰岛素宽，和人正常生理分泌模式有一定差异；短效胰岛素的缺点是餐前 30 分钟用药不易把握，进餐时间提前容易导致血糖控制不佳，进餐时间延后容易发生低血糖，血糖波动较大。

（2）注射部位可有皮肤发红、皮下结节和皮下脂肪萎缩等局部反应，故须经常更换注射部位。

（3）只有可溶性人胰岛素可以静脉给药。为了防止血糖突然下降，来不及呼救而失去知觉，应给每一患者随身记有病情及用胰岛素情况的卡片，以便不失时机及时抢救处理。

（4）低血糖、肝硬化、溶血性黄疸、胰腺炎、肾炎等患者忌用。

（5）未开瓶使用胰岛素应在2~10℃条件下冷藏保存。已开始使用的胰岛素注射液可在室温（最高25℃）保存最长4~6周，冷冻后的胰岛素不可使用。

【制剂与规格】胰岛素注射剂：10ml∶400U。胰岛素注射笔芯：3ml∶300U。常规重组人胰岛素注射液：10ml∶400U。

门冬胰岛素 Insulin Aspart

【用法与用量】皮下注射：于三餐前皮下注射1次，并根据血糖情况调整剂量，可与中效胰岛素合用控制晚间或晨起高血糖。皮下注射10~20分钟起效，最大作用时间为注射后1~3小时，降糖作用持续3~5小时。一般须邻餐前注射，用药10分钟内须进食含碳水化合物的食物。

【药理作用】【适应证】【禁忌证】【不良反应】【注意事项】均见"胰岛素"。

【制剂与规格】门冬胰岛素注射液：3ml∶300U。

赖脯胰岛素 Insulin Lispro

【用法与用量】同"门冬胰岛素"。15~30分钟起效，30~70分钟达峰值，降糖作用持续2~5小时；用药10分钟内须进食含碳水化合物的食物。

【药理作用】【适应证】【禁忌证】【不良反应】【注意事项】均见"胰岛素"。

【制剂与规格】重组赖脯胰岛素注射液：3ml：300U。

谷赖胰岛素　Insulin Glulisine

【用法与用量】同"门冬胰岛素"。10~15 分钟起效，60~90 分钟达峰值，降糖作用持续 3~5 小时；用药 10 分钟内须进食含碳水化合物的食物。

【药理作用】【适应证】【禁忌证】【不良反应】【注意事项】均见"胰岛素"。

【制剂与规格】谷赖胰岛素注射液：3ml：300U。

甘精胰岛素　Insulin Glargine

【用法与用量】一日注射 1 次，皮下注射。满足糖尿病患者的基础胰岛素需要量。皮下注射起效时间为 1.5 小时，较中效胰岛素慢，有效作用时间达 22 小时左右，几乎没有峰值出现，作用平稳。

【药理作用】【适应证】【禁忌证】【不良反应】【注意事项】均见"胰岛素"。

【制剂与规格】重组甘精胰岛素注射液：3ml：300U。

地特胰岛素　Insulin Detemir

【用法与用量】一日注射 1 次，皮下注射。满足糖尿病患者的基础胰岛素需要量。皮下注射起效时间为 2~3 小时，较中效胰岛素慢，有效作用时间达 24 小时左右。

【药理作用】【适应证】【禁忌证】【不良反应】【注意事项】均见"胰岛素"。

【制剂与规格】重组地特胰岛素注射液：3ml：

300U。

德谷胰岛素　Insulin Degludec

【用法与用量】一日注射 1 次，皮下注射。满足糖尿病患者的基础胰岛素需要量。连续给药 3~4 日可达稳态血药浓度。

【药理作用】【适应证】【禁忌证】【不良反应】【注意事项】均见"胰岛素"。

【制剂与规格】德谷胰岛素注射液：3ml：300U。

第7章　围术期失眠用药

7.1　围术期失眠的原因及影响

　　住院患者普遍存在睡眠紊乱，尤其是围术期患者。有报道外科手术前患者的睡眠紊乱发生率为72.81%。术前，由于很多患者没有掌握疾病知识，担心手术治疗的安全性以及效果，焦虑问题严重，很容易出现睡眠障碍的症状；并且手术之后创口疼痛、卧床时间较长、体位受限以及尿潴留等多方面原因，也会诱发各种不同程度的睡眠障碍问题。在开展加速康复外科的过程中，良好的睡眠可促进伤口愈合，提高免疫力、增强机体抵抗疾病的能力，有利于患者术后加速康复。

7.2　围术期失眠的给药方案

7.2.1　治疗方案

　　（1）心理行为干预　加强患者的知情沟通，以增加患者的安全感；改善住院环境，以提升患者的愉悦感；加强亲属的知情沟通，以完善患者的家庭支持系统；以解决患者的特殊心理问题。

　　（2）药物治疗　苯二氮䓬类及非苯二氮䓬类镇静催眠药，如氯硝西泮、阿普唑仑、艾司唑仑、思诺思、扎来普隆。如按推荐方案治疗7天无效者，请专科会诊或术后转诊专科。

（3）既往有其他精神疾病病史者，推荐按原专科方案用药或请专科会诊或转诊。

7.2.2 注意事项

（1）苯二氮䓬类药对儿童特别是幼儿的中枢神经异常敏感，新生儿不易将本类药代谢为无活性的产物，且 FDA 至今未批准任何一种专门治疗 16 岁以下儿童失眠症的药物，治疗成人失眠症的多数药物不推荐用于儿童。

（2）苯二氮䓬类存在认知损伤、跌倒风险，老年人失眠患者应尽量避免使用苯二氮䓬类药物，老年人和心血管病患者，首选非苯二氮䓬类催眠药。

（3）老年人用催眠药可能出现共济失调和意识混乱，并且因此容易摔倒和受伤，故应慎用并告知注意事项。

7.3 常用药物基本信息

氯硝西泮 Nitrazepam

【药理作用】该药作用于中枢神经系统的苯二氮受体（BZR）。加强中枢抑制性神经递质 γ – 羟基丁酸（GABA）与受体的结合，促进氯通道开放，使神经元的兴奋性降低。

【适应证】属于长半衰期苯二氮䓬类药物，半衰期长，体内蓄积较多，故镇静催眠作用强，呼吸抑制作用较强，耐受性及依耐性低。

【用法与用量】适合术前 1 天开始使用，1~2mg（睡前半小时内服用），共 3~7 天；

【不良反应】常见：嗜睡、头晕、共济失调、行为紊乱异常兴奋、神经过敏易激惹（反常反应）、肌力减退、儿童多见易暴怒。

【禁忌证】呼吸抑制者、显著的神经肌肉呼吸无力，包括不稳定的重症肌无力、急性肺动脉关闭不全、严重肝损害、睡眠呼吸暂停综合征，不能单一用于治疗抑郁（或者与抑郁相关的焦虑）或慢性精神疾病。

【药物相互作用】（1）与中枢抑制药合用可增加呼吸抑制作用。

（2）与易成瘾和其他可能成瘾药合用时，成瘾的危险性增加。

（3）与酒及全麻药、可乐定、镇痛药、吩噻嗪类、单胺氧化酶 A 型抑制药和三环类抗抑郁药合用时，可彼此增效，应调整用量。

（4）与抗高血压药和利尿降压药合用，可使降压作用增强。

（5）与西咪替丁、普奈洛尔合用本药清除减慢，血浆半衰期延长。

（6）与利福平合用，增加本品的消除，血药浓度降低。

（7）异烟肼抑制本品的消除，致血药浓度增高。

（8）与地高辛合用，可增加地高辛血药浓度而致中毒。

【注意事项】避免中枢呼吸抑制作用和过度镇静。

【制剂与规格】氯硝西泮片：0.5mg；2mg。

艾司唑仑　Estazolam

【药理作用】作用于苯二氮䓬受体，加强中枢神经内 GABA 受体作用，影响边缘系统发挥作用。

【适应证】用于失眠、焦虑、紧张、恐惧，也可用于抗癫痫和抗惊厥。

【用法与用量】适合术前 1 天开始使用，1~2mg（睡前半小时内服用）；共 3~7 天。

【不良反应】服用量过大可出现轻微乏力、口干、嗜睡。持续服用后亦可出现依赖，但程度较轻。

【药物相互作用】同"氯硝西泮"。

【注意事项】（1）用药期间不宜饮酒。

（2）避免长期大量使用而成瘾，如长期使用应逐渐减量，不宜骤停。

【制剂与规格】艾司唑仑片：1mg；2mg。

阿普唑仑　Alprazolam

【药理作用】该药作用于中枢神经系统的苯二氮䓬受体（BZR）。加强中枢抑制性神经递质 γ - 羟基丁酸（GABA）与受体的结合，促进氯通道开放，使神经元的兴奋性降低。

【适应证】属于中长半衰期苯二氮䓬类药物，半衰期较长，体内蓄积中等，故镇静催眠作用一般，呼吸抑制作用一般，耐受性及依耐性中等程度。主要用于焦虑、紧张、激动，镇静催眠，抗惊恐。

【用法与用量】适合术前 1 天开始使用，0.4~0.8mg（睡前半小时内服用）；共 3~7 天；老年和体弱患者开始用小量，一次 0.2mg；18 岁以下儿童，用量尚未确定。

【不良反应】常见嗜睡、乏力等；大剂量可有共济失调、震颤。罕见皮疹、白细胞减少；个别患者发生兴奋、多语、睡眠障碍甚至幻觉；本品有依赖性；长期应用后停药，可能发生撤药症状。

【药物相互作用】同"氯硝西泮"。

【注意事项】（1）精神抑郁者用本品时可出现躁

狂或轻度躁狂。

（2）停药和减药需逐渐进行。

（3）在治疗恐惧症过程中发生晨起焦虑症状，表示有耐受性或两次间隔期的血药浓度不够，可考虑增加服药次数。

（4）长期应用本品有明显的依赖性，应特别注意。

【制剂与规格】阿普唑仑片：0.4mg。

唑吡坦 Zolpidem

【药理作用】唑吡坦选择性的结合于 ω（或 BZ1）亚型受体，具有调节氯离子通道开放的作用。

【适应证】用于偶发失眠和暂时失眠患者。

【用法与用量】适合术前 3 天就开始使用，5~10mg（睡前半小时内服用），3~7 天。

【不良反应】偶见恶心、呕吐、头晕、头痛、困倦、衰弱、记忆减退、记忆障碍、噩梦、夜间坐立不安、抑郁、意识障碍、知觉障碍或复视、震颤、共济失调、摔倒、皮肤反应、性功能障碍等。

【禁忌证】有过敏史者、严重呼吸功能不全、睡眠呼吸暂停综合征、严重及急慢性肝功能不全者、肌无力者。

【药物相互作用】（1）不宜同时饮酒，因酒精可能增强镇静效果，影响驾驶或操作机械的能力。

（2）慎与中枢神经系统镇静剂合用：与抗精神病药（神经安定药）、催眠药、抗焦虑药、麻醉止痛药、抗癫痫药和有镇静作用的抗组胺药合用，能增强中枢抑制作用。

（3）不宜与抗抑郁药合用。

（4）麻醉止痛剂可能会增强欣快症，从而导致精神依赖性增加。

（5）抑制肝酶（特别是细胞色素 P450）的化合物可能会增强苯二氮䓬类或类似苯二氮䓬类药的作用。

【注意事项】（1）肝肾功能不全者，本品的血浆清除时间可延长。

（2）急性酒精中毒者应用时可发生致命危险。

（3）有酒精或药物滥用、依赖史者，对本品可能产生依赖性。

（4）有精神抑郁者，唑吡坦可使症状加重。

（5）严重慢性阻塞性肺病或有睡眠呼吸暂停综合征者，可加重疾病的症状。

（6）过量症状为严重的共济失调、心动过缓、复视、头晕、嗜睡、恶心、呕吐、呼吸困难、严重者可引起昏迷。

【制剂与规格】唑吡坦片：5mg；10mg。

扎来普隆　Zaleplon

【药理作用】可能作用于 γ 氨基丁酸 - 苯二氮䓬（GABA–BZ）受体复合物发挥药理作用。

【适应证】本品适用于入睡困难的失眠症的短期治疗。

【用法与用量】5~10mg（睡前半小时内服用）；适合术前 3 天就开始使用，共 3~7 天。

【不良反应】头痛，嗜睡，眩晕，口干，出汗及厌食，腹痛，恶心呕吐乏力，记忆困难，多梦，情绪低落，震颤，站立不稳，复视，其他视力问题，精神错乱等。

【禁忌证】（1）对本品过敏者禁用。

（2）严重肝、肾功能不全者禁用。

（3）睡眠呼吸暂停综合征患者禁用。

（4）重症肌无力患者禁用。

（5）严重呼吸困难或胸部疾病者禁用。

【注意事项】（1）本品为国家特殊管理的第二类精神药品，必须严格遵守国家对精神药品的管理条例。严格在医生指导下使用。

（2）不要超过指定的使用期限。长期服用可能会产生依赖性。有药物滥用史的患者慎用。

（3）在服用扎来普隆后，可能发生行为和思考异常现象。

（4）当服用本品或其他安眠药期间，禁止饮酒。

（5）如能保证4个小时以上的睡眠时间，则不要服用本品。

（6）驾驶汽车、操作机器等须慎用。

（7）停止服药后的第一或两个晚上，可能入睡比较困难。

（8）孕妇及哺乳期妇女禁用本品。

（9）不要在用完高脂饮食后立即服用本品。

（10）因为本品的不良反应与剂量相关，因此应尽可能用最低剂量，特别是老年人。

（11）与作用于脑部的药物联合使用时，可能因协同作用而加重后遗作用导致清晨仍嗜睡。这些药物包括：用于治疗精神性疾病的药物（如精神抑制、催眠、抗焦虑药、镇静、抗抑郁药）。用于止痛的药（如麻醉止痛药），用于癫痫发作、惊厥的药物（如抗癫痫药），麻醉和用于治疗变态反应的药物（如镇静抗组胺药）。

【制剂与规格】扎来普隆片：5mg。

佐匹克隆　Zopiclone

【药理作用】作用于苯二氮䓬受体，但结合方式不同与苯二氮䓬类药物。

【适应证】用于失眠。

【用法与用量】口服。成人一次 7.5mg。老年和体弱或肝功能不全患者一次 3.75mg，睡前服用。

【不良反应】常见味觉障碍；少见胃肠功能障碍（恶心、呕吐）、口干、眩晕、困倦、头痛；偶见轻度头晕、共济失调、过敏、攻击倾向、意识障碍，抑郁、幻听、噩梦、记忆减退。

【禁忌证】重症肌无力、失代偿呼吸功能不全者、严重睡眠呼吸暂停综合征者，对本品过敏者。

【药物相互作用】（1）与神经肌肉阻滞药（筒箭毒，肌松药）或其他中枢神经抑制药同服可增强镇静作用。

（2）与苯二氮䓬类抗焦虑药和催眠药同服，戒断综合征的出现可增加。

【注意事项】（1）本品可由乳汁分泌，其浓度随血浆药物浓度而变化，哺乳期妇女不宜使用。

（2）大量长期用药突然停药可引起戒断症状。困倦可能延续到第 2 天，影响驾驶、操作机械、高空作业等。

（3）肌无力者需进行监护，呼吸、肝肾功能不全者应调整剂量。

（4）连续用药时间不宜过长，突然停药时应进行监护。

（5）服用期间应严禁饮酒，酒精的效应可被增强。

（6）15 岁以下儿童不宜应用。

【制剂与规格】佐匹克隆片：7.5mg。

第8章 围术期肠外营养的实施

肠外营养（parenteral nutrition，PN）是经静脉途径为经胃肠道摄取和利用营养物质不能或不足的患者提供包括氨基酸、脂肪、糖类、维生素及矿物质在内的营养素，为患者的康复或生长需求提供必要的基质。对于开展加速康复外科的手术患者，无论是术前还是术后，都首先推荐经口进食或肠内营养制剂补充。有利于促进肠道运动功能恢复，维护肠黏膜功能，防止菌群失调和异位，还可以降低术后感染发生率及缩短术后住院时间。而肠外营养既可作为肠内营养不足的补充，也可以作为患者唯一的营养来源。患者术后是否需要肠外营养支持，需要借助营养筛查工具，结合临床，明确其营养支持适应证。

8.1 围术期肠外营养实施的适应证

患者术前应采用营养风险评分 2002（nutritional screening 2002，NSR2002）量表进行全面的营养风险评估。对于营养状态良好的患者，不建议对其实施术前营养支持治疗。当合并下述任一情况时应视为存在严重营养风险：6 个月内体重下降 >10%；疼痛数字评分法（NRS）评分 >5 分；BMI<18.5；血清白

蛋白 <30g/L，对该类病人应进行支持治疗，首选肠内营养。肠内营养是一种简便、安全、有效的营养支持方法，与肠外营养相比，它具有比较符合生理状态，能维持肠道结构和功能的完整，费用低，使用和监护简便，并发症较少，以及在摄入相同热量和氮量时节氮作用更明显等诸多优点。临床上，肠内营养的可行性取决于病人的胃肠道是否具有吸收所提供的各种营养素的能力，以及胃肠道是否能耐受肠内营养制剂。只要具备上述两个条件，在病人因原发疾病或因治疗的需要而不能或不愿经口摄食，或摄食量不足以满足机体合成代谢的需要时，均可考虑采用肠内营养支持。肠内营养的输入途径有口服、鼻胃（十二指肠）管、鼻空肠管、胃造瘘术、空肠造瘘术等多种，具体投给途径的选择则取决于疾病情况、喂养时间长短、患者精神状态及胃肠道功能。

但是，临床上遇到的具体病人往往情况十分复杂，营养支持的有效性受许多因素的影响，包括原发病的严重程度、病程的长短以及并发症的存在等。此外，某些疾病的不同阶段所接受的营养支持方式也会有所不同，例如疾病初期适用于肠外营养，到后期则适宜采用肠内营养支持。凡是长时间（>7 天）不能进食或不能经肠内途径摄入每日所需热量、蛋白质或其他营养素者以及由于严重胃肠道功能障碍或不能耐受肠内喂养而需营养支持者都是肠外营养的适应证。当口服不能满足营养需要或合并十二指肠梗阻时可行静脉营养支持治疗。术前营养支持治疗时间一般为 7~10 日，严重营养风险病人可能需要更长时间的营养支持，以改善病人营养状况，降低术后并发症发生率。

8.2　肠外营养制剂及营养液的配制

　　肠外营养的组成和特殊营养素的摄入必须根据病人实际需要、代谢情况准确地给予，因为接受肠外营养的病人不能控制营养素的吸收，所有经静脉给予的营养素都要被吸收、代谢或排泄。全肠外营养（TPN）时，营养素必须完整，即必须足量给予所有必需营养物质。肠外营养的必需营养素包括水、碳水化合物、氨基酸、脂肪、电解质、维生素和微量元素。

　　肠外营养制剂包括碳水化合物制剂、氨基酸制剂、脂肪乳剂、电解质制剂、维生素制剂、微量元素制剂和特殊营养制剂（谷氨酰胺制剂、精氨酸制剂和生长激素制剂）等。临床上，在实施肠外营养支持时，为使输入的营养物质在体内获得更好的代谢、利用，宜将各种营养剂混合后输注，尤其是氨基酸应和能源物质同时输入体内，以利于前者合成蛋白质，避免作为供能物质。为此，近年来在临床上配制和使用肠外营养液时多主张采用全合一营养液混合方法（total nutrient admixture，TNA；All-in-One），即将病人全日所需的各种营养物质注入 3 升塑料袋中混合后再作静脉输注。

　　为避免医院内配制营养液的污染问题，近年来随着肠外营养混合技术的进步，出现了标准化工业化生产的肠外营养袋，可用于营养液配制、储存。新型肠外营养袋中有分隔腔，形成两腔袋或三腔袋形式，各个腔中装有各种营养成分，这些成分的混合非常容易，只需将营养袋撕开即可混合而成。通常两腔袋中含有氨基酸和葡萄糖溶液，有或无电解质。三腔袋分别含有氨基酸、葡萄糖和脂肪乳剂，混有电解质。无论是两腔袋还是三腔袋，内含的各种营养成分都是标准配方，只有在需要时，才在袋中添加维生素、微量元素和其他所需的成分。

8.3 肠外营养的实施方案

8.3.1 肠外营养途径

在实施肠外营养支持的过程中，静脉输注途径的正确选择是肠外营养支持能得以顺利实施的前提。肠外营养的输入途径主要有中心静脉和外周静脉。中心静脉管径粗、血流速度快、血流量大，对渗透压的耐受性好，输入的液体可很快被稀释而不致对血管壁产生刺激，不易产生静脉炎和静脉血栓形成。中心静脉对输注液体的浓度和酸碱度的限制小，能在单位时间内快速输入机体所需的大量液体，并可在24小时内进行持续不断的输注，因此，能最大限度地按机体的需要以较大幅度调整输入液体的量、浓度及速度，保证供给机体所需的热能和各种营养素。中心静脉穿刺置管后可供长期输液用，免遭反复静脉穿刺带来的痛苦。经中心静脉输液病人的四肢可随意活动，翻身和做护理工作也较方便，有利于防止肺部感染和压疮的发生。此外，通过留置中心静脉的双腔或三腔导管，还可供随时采取血液标本，同时推注、输注其他药物，对危重病人可监测其中心静脉压，以帮助了解心血管功能和全身血容量的情况，指导输液量和输液速度的调整。因此，对需较长时间肠外营养支持者或因有较多额外丢失、处于显著高代谢状态以致机体对营养物质的需求量大为增加者，宜采用中心静脉途径输液。外周静脉输注具有应用方便、安全性高、并发症少而轻等优点，一般适用于预期只需短期（不超过 2 周）肠外营养支持的病人或接受部分肠外营养支持（输注营养素的量较少）的病人，可能在加速康复的实施中更常见。

8.3.2　肠外营养处方的制定

建立由医师、营养师、药师和护士等专业人员组成的营养支持小组，对需营养支持的病人进行营养和代谢评价及会诊，制订全面科学的营养治疗计划，提供安全、规范、合理有效的营养支持。

8.3.3　肠外营养的输注、监测和护理

临床上肠外营养多主张采用全合一营养液混合方法，此法使肠外营养液输入更为方便，各种营养素的同时输入有利于合成代谢。肠外营养液输注速度的控制是一个非常重要的问题，输注速度不均匀可引起病人血糖水平的明显波动，不利于营养物质的吸收和利用，甚至发生严重的代谢并发症。推荐应用静脉输注泵实施肠外营养液的输注，按照实际需要进行调控。肠外营养的输注有持续输注法和循环输注法两种。持续输注法是指一天营养液在 24 小时内持续均匀输入到体内，由于各种营养素同时按比例输入，对机体氮源、能量及其他营养物质的供给处于持续状态，胰岛素的分泌和血糖值也较平稳，对机体内环境的影响较少。一般在肠外营养早期尤其是在探索最佳营养素量阶段宜采用持续输入法，病人易适应。循环输注法是持续输注营养液稳定的基础上缩短输注时间，使患者有一段不输液时间。此法适合于病情稳定、需长期肠外营养支持、肠外

营养素量无变化的病人。实施循环输注应当有一个过渡期，逐渐进行，要监测机体对葡萄糖和液体量的耐受情况，避免血糖出现大的变化。

　　肠外营养实施过程中，应由专业人员对病人进行定期随访和监测，根据病情变化及时调整营养处方，同时及早发现或避免可能发生的并发症，以保证肠外营养实施能安全、有效地持续进行。

8.4　肠外营养并发症的防治

　　肠外营养尤其是长期肠外营养可导致一系列并发症，严重者甚至可危及患者生命。肠外营养并发症有些是由于营养方式本身存在不足所致，有些则与临床操作不当，护理、监测不够有关。因此，肠外营养期间规范操作，严密、定期监测以及精心护理对于并发症的预防、发现并及时处理就显得极为重要。临床上常见的肠外营养的并发症主要有静脉导管相关并发症、代谢性并发症、脏器功能损害及代谢性骨病等几大类。

8.5　常用肠外营养制剂和营养液信息

8.5.1　脂肪乳剂

　　以往认为脂肪乳剂有两个基本功能：为机体提供能量（每克脂肪提供 9 千卡热能）和必需脂肪酸。

　　除此两个基本功能外，最近十年出现的 ω-3 脂肪乳剂可用来调节 ω-3 和 ω-6 脂肪酸的比例，是一种新型的脂肪乳剂。临床研究显示，合理的 ω-3 和 ω-6 的比例（1∶3）有改善患者免疫功能和改善结局的作用。

临床上目前将脂肪乳剂分为长链和中长链两大类。

（1）长链脂肪乳 包括：脂肪乳注射液（$C_{14\sim24}$），是以静脉注射标准的大豆油为基础的脂肪乳剂；ω-3鱼油脂肪乳注射液，是以精炼鱼油为基础的脂肪乳剂；长链脂肪乳注射液（OO），是指橄榄油和大豆油按比例混合的脂肪乳剂。

8.5.1.1 脂肪乳注射液（$C_{14\sim24}$）[Fat emulsion Injection（$C_{14\sim24}$）]

【适应证】用于肠外营养补充能量及必需脂肪酸。

【用法与用量】本品常用于配制含葡萄糖、脂肪、氨基酸、电解质、维生素和微量元素等的"全合一"营养混合液。本品也可与葡萄糖氨基酸混合注射液通过 Y 型管混合后输入体内，适用于中心静脉和适用于外周静脉。

（1）成人 按脂肪量计，剂量在一日 2g（三酰甘油）/kg 内为宜。10% 和 20% 脂肪乳注射液（$C_{14\sim24}$）500ml 的输注时间分别不少于 5 小时和 10 小时；30% 脂肪乳注射液（$C_{14\sim24}$）250ml 的输注时间不少于 8 小时。

（2）新生儿和婴儿 脂肪乳注射液（$C_{14\sim24}$）使用剂量为一日 0.5~4g（三酰甘油）/kg，输注速度不超过每小时 0.17g/kg。对早产儿及低体重新生儿，应 24 小时连续输注，开始剂量为按体重一日 0.5~1g/kg，以后逐渐增加至一日 2g/kg。应征求儿科医师的意见。

【不良反应】输入速度过快可引起体温升高，偶见发冷、恶心和呕吐等。其他不良反应较罕见，包括：①即刻和早期不良反应：高过敏反应（变态反应、皮疹、荨麻疹），呼吸影响（如呼吸急促等）及循环影响（如高血压/低血压等）。溶血、网织红细胞增多、腹痛、头痛、疲倦、阴茎异常勃起等。②迟发不良反应：长期输注本品，婴儿可能发生血小板减少。偶见静脉炎、血管痛及出血倾向。③患者脂肪廓清能力减退时，尽管输注速度正常仍可致脂肪超载综合征。

【禁忌证】（1）休克和严重脂质代谢紊乱（如严重高脂血症）患者。

（2）肠外营养的一般禁忌证　低钾血症、水钠潴留、低渗性脱水、不稳定代谢、酸中毒等。

（3）失代偿性糖尿病、急性心肌梗死、脑卒中、栓塞、不明原因的昏迷的患者。

（4）重度肝功能障碍和凝血功能障碍的患者。

（5）伴有酮症的糖尿病患者。

（6）对本品中各成分（如大豆油、卵磷脂等）有过敏反应的患者。

【注意事项】（1）本品慎用于脂肪代谢功能减退的患者。

（2）应密切观察血清三酰甘油浓度。

（3）新生儿和未成熟儿伴高胆红素血症或可疑肺动脉高压者应慎用本品，新生儿和未成熟儿长期使用本品须监测血小板数目、肝功能和血清三酰甘油。

（4）采血时，如本品还未从血流中完全清除，将干扰其他实验室检测项目（如胆红素、乳酸脱氢酶、血氧饱和度、血红蛋白等），也说明须做廓清检查。

（5）连续使用本品一周以上者，或在临床上有需要时，应做脂肪廓清观察。简易观察方法是：空腹静脉取血，离心后观察血清，如果呈乳糜色或不透明，则原定的输注计划应取消或延期实施；明显高脂血症不适宜应用脂肪乳注射液；当患者脂肪廓清能力有可能降低时，应再查血清三酰甘油。

（6）脂肪乳输注期间，血脂以不从原来水平有明显增加为佳。

（7）本品开瓶后一次未使用完的药液应予丢弃，不得再次使用。

【制剂与规格】脂肪乳注射液（C_{14-24}）：10% 100ml；10% 250ml；10% 500ml；20% 100ml；20% 250ml；20% 500ml；30% 100ml；30% 250ml。

8.5.1.2 ω-3 鱼油脂肪乳注射液（ω-3 Fish Oil Fat Emulsion Injection）

【适应证】用于肠外营养支持时，补充长链 ω-3 脂肪酸。常用于调整患者 ω-3 脂肪酸和 ω-6 脂肪酸的比例到 1:3 左右。

【用法与用量】本品应与其他脂肪乳同时使用。一日剂量：按体重一日输注本品 1~2ml/kg，相当于鱼油 0.1~0.2g/kg。最大滴注速度：按体重一小时的滴注速度不可超过 0.5ml/kg，相当于不超过鱼油 0.05g/kg。应严格控制最大滴注速度，否则血清三酰甘油会出现升高。本品临床应用不应超过 4 周延长应用时间时，需由医师根据临床需要来定。

【不良反应】本品有可能造成患者出血时间延长及抑制血小板聚集。极少数患者可能感觉鱼腥味，阴茎异常勃起（极罕见）。余同"脂肪乳注射液（C_{14-24}）"。

【禁忌证】对鱼蛋白过敏、肝肾功能异常、早产儿、新生儿、婴幼儿、儿童。

【注意事项】（1）孕妇及哺乳期妇女不推荐使用。

（2）使用本品有可能延长出血时间，抑制血小板聚集，因此接受抗凝治疗的患者应慎用本品。

（3）临床应用本品应在 4 周以内，当医疗需要超过 4 周时间，应由主治医师结合临床情况进行分析和评估后继续使用。

（4）其余见"脂肪乳注射液（$C_{14\sim24}$）"。

【制剂与规格】ω–3 鱼油脂肪乳注射液：50ml：5g（精制鱼油）与 0.6g（卵磷脂）；100ml：10g（精制鱼油）与 1.2g（卵磷脂）。

8.5.1.3 长链脂肪乳注射液（OO）[Long Chain Fat Emulsion Injection（OO）]

【适应证】适用于进行肠外营养补充脂肪。本品为橄榄油及大豆油混合物。橄榄油的单不饱和脂肪酸（MUFA）含量较高，但没有短期输入后改善临床结局的随机对照临床研究报告。

【用法与用量】【不良反应】【禁忌证】【注意事项】同"脂肪乳注射液（$C_{14\sim24}$）"。

【制剂与规格】长链脂肪乳注射液（OO）（20%）：100ml：20g（脂肪）与 1.2g（卵磷脂）；250ml：50g（脂肪）与 3g（卵磷脂）；1000ml：200g（脂肪）与 12g（卵磷脂）。

（2）中长链脂肪乳　中链及长链脂肪乳剂，包括：中 / 长链脂肪乳注射液（$C_{6\sim24}$）（$C_{8\sim24}$），是指物理混合的中链和长链脂肪乳剂；中 / 长链脂肪乳注射液（$C_{8\sim24}$ Ve），是指添加维生素 E 的物理混合的中链和长链脂肪乳剂；结构脂肪乳注射液（$C_{6\sim24}$），是指分子结构中混含中链和长链脂肪酸的乳剂。

8.5.1.4 中 / 长链脂肪乳注射液（$C_{6\sim24}$）（$C_{8\sim24}$）[Medium and Long Chain Fat Emulsion　Injection（$C_{6\sim24}$）（$C_{8\sim24}$）]

【适应证】基本同"脂肪乳注射液"。适用于肝功能轻度受损和创伤后患者。

【用法与用量】【禁忌证】【注意事项】同"脂肪乳注射液（C_{14-24}）"。

【不良反应】中链三酰甘油的分子量较小，可通过血脑屏障，动物试验中大剂量快速输注时可能产生神经毒性反应，但仅限于动物实验。中 / 长链脂肪乳注射液在临床应用中无神经毒性反应报告。在正常输注中链三酰甘油的过程中，有轻微的不超过正常水平的升高酮体作用，不超过正常水平的升高酮体作用可通过胰岛素机制改善蛋白质代谢。但是，如果患者已经有酮症酸中毒时，不宜应用。余同"脂肪乳注射液（C_{14-24}）"。

【制剂与规格】中 / 长链脂肪乳注射液（C_{6-24}）（C_{8-24}）：10% 250ml：大豆油 12.5g 与中链三酰甘油 12.5g 与卵磷脂 1.5g；10% 500ml：大豆油 25g 与中链三酰甘油 25g 与卵磷脂 3g；20% 250ml：大豆油 25g 与中链三酰甘油 25g 与卵磷脂 3g；20% 500ml：大豆油 50g 与中链三酰甘油 50g 与卵磷脂 6g。

8.5.1.5 中 / 长链脂肪乳注射液（C_{8-24} Ve）[Medium and Long Chain Fat Emulsion Injection（C_{8-24} Ve）]

【适应证】本品加入维生素 E，有抗注射液中甘油三酸酯被氧化的作用。余同"中 / 长链脂肪乳注射液（C_{6-24}）（C_{8-24}）"。

【用法与用量】静脉滴注，按脂肪量计算，剂量一日按体重 1~2g（三酰甘油）/kg 滴注速度每小时 0.125g（三酰甘油）/kg。余参见"中 / 长链脂肪乳注射液（C_{6-24}）（C_{8-24}）"。

【不良反应】【禁忌证】【注意事项】同"中 / 长链脂肪乳注射液（C_{6-24}）（C_{8-24}）"。

【制剂与规格】中 / 长链脂肪乳注射液（C_{8-24} Ve）：10% 500ml；20% 100ml；20% 250ml。

8.5.1.6 结构脂肪乳注射液（C_{6-24}）[Structural Fat Emulsion Injection（C_{6-24}）]

结构三酰甘油是将等摩尔数的长链三酰甘油和中链三酰甘油混合后，在一定的条件下，进行水解和酯化反应后形成的混合物。其中约 75% 为混合链三酰甘油，即所结合的三分子脂肪酸，既有长链脂肪酸，又有中链脂肪酸，呈随机分布。其余部分为长链三酰甘油和中链三酰甘油。

【适应证】【禁忌证】【不良反应】同"中 / 长链脂肪乳注射液（C_{6-24}）（C_{8-24}）"。

【用法与用量】静脉滴注。按体重 1~1.5g（三酰甘油）/kg，每小时 0.15g（三酰甘油）/kg，余见"中 / 长链脂肪乳注射液（C_{6-24}）（C_{8-24}）"。

【制剂与规格】结构脂肪乳注射液（C_{6-24}）：20% 250ml：结构三酰甘油 50g；20% 500ml：结构三酰甘油 100g。

8.5.2 氨基酸制剂

氨基酸是合成蛋白质和其他生物活性物质的底物。其中有 8 种必需氨基酸不能自身合成，必须体外补充；有些在疾病时自身合成不足，须额外供给，为条件必需氨基酸。肠外肠内营养学分会指南建议健康成人氨基酸基本需要量是一日 0.8~1.0g/kg，在严重分解代谢、明显的蛋白质丢失或重度营养不良时需要适当增加一些补充量。如无特殊代谢情况的限制，可选用所含氨基酸种类完整的平衡型氨基酸溶液。对于需要肠外营养支持的重症患者，推荐在肠外营养配方中添加谷氨酰胺双肽。

已上市的复方氨基酸注射液在临床上应用广泛。其主要组分是必需氨基酸（平衡型氨基酸注射液的必需氨基酸量一般需 > 40%），也含有非必需氨基酸。按含氨基酸种类分有 3 种、6 种、9 种、14 种、15 种、17 种、18 种、20 种等；按含总氨基酸的浓度可分为 3% ~12% 不等。

8.5.2.1 复方氨基酸（18AA）[Compound Amino Acid（18AA）]

【适应证】（1）不能进食、进食不足或不愿进食。

（2）营养不良（指营养不足）。

（3）肝肾功能基本正常的低蛋白血症者。

（4）大面积烧伤、创伤、高分解代谢、蛋白丢失负氮平衡者。

（5）改善外科手术前、后患者的营养状态。

【用法与用量】均需缓慢静脉滴注。根据年龄、病情、症状、体重等决定用量。一般一日按体重输入 0.1~0.2g（氮）/kg 较适宜，非蛋白热卡氮之比约为（120~150）：1，应同时给予足够的能量、适量的电解质、维生素及微量元素。

【不良反应】（1）滴速过快可引起恶心、呕吐、发热及头痛，也可能导致血栓性静脉炎。

（2）长期大量输注可导致胆汁淤积、黄疸。

（3）偶尔引起发疹样过敏反应肝功能损害等，此时应中止给药。

【禁忌证】严重氮质血症、严重肝功能不全、肝性脑病昏迷或有向肝性脑病昏迷发展、严重肾功能衰竭或尿毒症、对氨基酸有代谢障碍等的患者、对本品过敏者。

【注意事项】（1）本品须缓慢输入。

（2）包装破损或药液变色浑浊等不能使用。

（3）用药时一次用完，剩余药液切勿再用。

（4）本制剂中含有抗氧化剂，偶可引起过敏反应。

（5）本品对孕妇安全性的评价尚不明确，必须权衡利弊后，方可决定是否应用。哺乳期妇女应避免使用。

（6）对于高龄患者，由于生理功能减退，应用本品应减小剂量，或减慢给药速度。

【制剂与规格】复方氨基酸注射液（18AA）：250ml：12.5g（总氨基酸）；500ml：25g（总氨基酸）；250ml：30g（总氨基酸）。

8.5.2.2 复方氨基酸注射液（18AA-I）［Compound Amino Acid Injection（18AA-I）］

【适应证】【不良反应】【禁忌证】【注意事项】同"复方氨基酸注射液（18AA）"。

【用法与用量】根据病情，缓慢滴注。老人及重症患者更需缓慢。在配伍合理性得到保证的前提下，可与葡萄糖注射液、脂肪乳注射液及其他营养要素按照适当的比例混合后经中心或周围静脉连续输注，并根据年龄、症状、体重等情况决定用量。本品用于新生儿和婴儿患者时，应在开始使用一周内逐渐增加剂量，最大剂量为按体重一日30ml/kg。余同"复方氨基酸注射液（18AA）"。

【制剂与规格】复方氨基酸注射液（18AA-I）：250ml：17.5g（总氨基酸）；500ml：35g（总氨基酸）。

8.5.2.3 复方氨基酸注射液（18AA-II）［Compound Amino Acid Injection（18AA-II）］

【适应证】【用法与用量】【不良反应】【禁忌证】【注意事项】同"复方氨基酸注射液（18AA）"。

【制剂与规格】复方氨基酸注射液（18AA– Ⅱ）：250ml∶12.5g（总氨基酸）；500ml∶25g（总氨基酸）；250ml∶21.25g（总氨基酸）；500ml∶42.5g（总氨基酸）；250ml∶28.5g（总氨基酸）；500ml∶57g（总氨基酸）。

8.5.2.4 复方氨基酸注射液 (18AA–Ⅲ)[Compound Amino Acid Injection (18AA–Ⅲ)]

【适应证】【用法与用量】【不良反应】【禁忌证】同"复方氨基酸注射液（18AA）"。

【注意事项】本品含 60mEq/L 的醋酸根，大量应用或并用电解质输液时应注意电解质与酸碱平衡。其余同"复方氨基酸注射液（18AA）"。

【制剂与规格】复方氨基酸注射液（18AA– Ⅲ）：250ml∶25.90g（总氨基酸）。

8.5.2.5 复方氨基酸注射液 (18AA–V)[Compound Amino Acid Injection (18AA–V)]

【适应证】【禁忌证】【不良反应】【用法与用量】同"复方氨基酸注射液（18AA）"。

【注意事项】本品含盐酸盐，大量输入可能导致酸碱失衡。

【制剂与规格】同"复方氨基酸注射液（18AA）"。

8.5.2.6 复方氨基酸注射液 (18AA–Ⅶ)[Compound Amino Acids Injection (18AA–Ⅶ)]

【适应证】【不良反应】【禁忌证】同"复方氨基酸注射液（18AA）"。

【用法与用量】（1）周围静脉给药 成人一次200~400ml，缓慢静脉滴注，用量可根据年龄、症状、体重适当增减。本品最好与糖类同时输注。

（2）中心静脉给药 成人一日 400~800ml。可与糖类等混合，由中心静脉 24 小时持续滴注。

【注意事项】本品含有 80mEq/L 醋酸根，大量给药或与电解质液并用时应注意酸碱平衡。同"复方氨基酸注射液（18AA）"。

【制剂与规格】复方氨基酸注射液（18AA-Ⅶ）：200ml：20.65g（总氨基酸）。

8.5.2.7 小儿复方氨基酸注射液（18 AA-Ⅰ）[Paediatric Compound Amino Acid Injection（18 AA-Ⅰ）]

【适应证】儿童、早产儿、低体重儿的肠外营养，余同"复方氨基酸注射液（18AA）"。

【用法与用量】应按年龄、体重、病情等不同而定。一般开始时每天 6.47% 15ml/kg，以后递增至每天 30ml/kg，疗程将结束时应逐渐减量，防止产生低血糖症。输注速度：完全依赖静脉营养支持时，若外周静脉输注，可将药液稀释后用，全日用量不少于16 小时均匀滴注。

【不良反应】【禁忌证】【注意事项】同"复方氨基酸注射液（18AA）"。

【制剂与规格】小儿复方氨基酸注射液（18 AA-Ⅰ）:100ml：6.47g（总氨基酸）;250ml：16.85g（总氨基酸）。

8.5.2.8 小儿复方氨基酸注射液（18 AA-Ⅱ）[Paediatric Compound Amino Acid Injection（18 AA-Ⅱ）]

【适应证】【不良反应】【禁忌证】【注意事项】同"儿童复方氨基酸注射液（18 AA-Ⅰ）"。

【用法与用量】35~50ml/kg，一日 1 次或遵医嘱。其余同"儿童复方氨基酸注射液（18 AA-Ⅰ）"。

【制剂与规格】小儿复方氨基酸注射液（18 AA-Ⅱ）:50ml：3.0g（总氨基酸）;100ml：6.0g（总氨基酸）;

250ml : 15.0g（总氨基酸）。

8.5.2.9 复方氨基酸注射液（3AA）[Compound Amino Acid Injection（3AA）]

【适应证】用于预防和治疗各种原因引起的肝性脑病、重症肝炎以及肝硬化、慢性活动性肝炎、慢性迁延性肝炎。亦可用于肝胆外科手术前后。

【用法与用量】危重患者一次 250ml，一日 2 次与等量葡萄糖注射液稀释后缓慢静脉滴注。其他肝病引起的氨基酸代谢紊乱者一次 250ml，一日 1 次，加等量 10% 葡萄糖注射液缓慢静脉滴注。

【不良反应】同"复方氨基酸注射液（18AA）"。

【禁忌证】严重肾功能障碍或非肝功能障碍导致的氨基酸代谢异常患者禁用。

【注意事项】（1）对重度食管静脉曲张患者应严格控制输注速度和用量。

（2）有大量胸、腹水时，避免输入过多。

（3）非肝病使用氨基酸时要注意肝功能和精神症状的出现。

（4）妊娠及哺乳期妇女用药尚不明确。

（5）儿童患者可减量使用。

（6）老年患者易发生过敏反应，使用时应慎重。

（7）其他同"复方氨基酸注射液（18AA）"。

【制剂与规格】复方氨基酸注射液（3AA）：250ml ：10.65g（总氨基酸）。

8.5.2.10 复方氨基酸注射液（17AA-H）[Compound Amino Acids Injection（17AA-H）]

【适应证】用于肝性脑病（亚临床、Ⅰ级、Ⅱ级）、高氨血症。能改善症状，但无改善结局的报告。

【用法与用量】静脉滴注：成人一次 500ml，一日 1 次，输注时间不应少于 180 分钟。根据年龄、症状和体重适当增减。

【不良反应】【禁忌证】同"复方氨基酸注射液（3AA）"。

【注意事项】重度酸中毒患者和充血性心功能衰竭患者慎用。本品中含 100mEq/L 的醋酸根离子，大量给药或与电解质并用时应注意电解质的平衡。余同"复方氨基酸注射液（3AA）"。

【制剂与规格】复方氨基酸注射液（17AA–H）：500ml∶37.925g（总氨基酸）。

8.5.2.11 复方氨基酸注射液（20AA）[Compound Amino Acids Injection（20AA）]

【适应证】【不良反应】【注意事项】同"复方氨基酸注射液（3AA）"。

【用法与用量】中心静脉输注：成人推荐平均剂量为一日 7~9ml/kg。滴速每小时 1ml/kg。如外周静脉输注，应将其混入 3 升袋内滴注。

【禁忌证】非肝原性的氨基酸代谢紊乱、肾功能衰竭伴病理性非蛋白氮、酸中毒、水潴留、休克。余同"氨基酸注射液（18AA）"。

【制剂与规格】复方氨基酸注射液（20AA）：500ml∶50g（总氨基酸）。

8.5.2.12 复方氨基酸注射液（9AA）[Compound Amino Acid Injection（9AA）]

【适应证】急性和慢性肾功能不全患者的肠外营养支持；大手术、外伤或脓毒血症引起的严重肾功能衰竭以及急慢性肾功能衰竭。

【用法与用量】静脉滴注：成人一日 250~500ml，缓慢滴注。进行透析的急、慢性肾功能衰竭患者一日 1000ml，最大剂量不超过 1500ml，滴速不超过每分钟 15 滴。

【不良反应】滴速过快能引起恶心、呕吐、心悸、寒战等反应，应及时减慢速度（每分钟 15 滴为宜）。老年人和危重患者尤其需要注意。余同"复方氨基酸注射液（3AA）"。

【禁忌证】氨基酸代谢紊乱、严重肝功能损害、心功能不全、中重度水肿、低血钾、低血钠患者。

【注意事项】（1）用本品的患者，应给予低蛋白、高热量饮食。

（2）输注本品时严格控制给药速度。

（3）定期监测血生化及电解质，必要时检查血镁和血氨。防止血容量异常。

（4）尿毒症患者宜在补充葡萄糖同时给予适量胰岛素，以防出现高血糖。

（5）尿毒症性心包炎、尿毒症脑病、无尿、高钾血症等应首先采用透析治疗。

（6）注意水平衡，防止血容量不足或过多。

（7）余同"复方氨基酸注射液（3AA）"。

【制剂与规格】复方氨基酸注射液（9AA）：250ml：13.98g（总氨基酸）。

8.5.2.13 复方氨基酸注射液（18AA-N）[Compound Amino Acids Injection（18AA-N）]

【适应证】【禁忌证】同"复方氨基酸注射液（9AA）"。

【用法与用量】（1）外周静脉给药　用于慢性肾功能不全，成人一次 200ml，一日 1 次，缓慢静脉滴注；根据年龄、症状和体重适当增减；透析时在透析结束前 60~90 分钟由透析回路的静脉一侧注入；使用本品时热量给予最好在 1500kcal/d 以上。

（2）中心静脉给药 成人一日 400ml，并根据年龄、症状和体重适当增减。急性肾功能不全：成人一日 400ml 通过中心静脉持续滴注，并根据年龄、症状和体重适当增减。

【不良反应】偶见恶心、呕吐、胸部不适、心悸、全身瘙痒感；罕见皮疹等过敏症状，如发生应停药。对非透析患者，本品可能引起血浆尿素氮升高和碳酸氢根下降。余同"复方氨基酸注射液（9AA）"。

【注意事项】（1）有报道出现过高氨血症、意识障碍，如果异常，应即停药。

（2）对慢性肾功能不全非透析患者，每给予本品 200ml，给药前应相应减少饮食蛋白量 5~10g。

（3）余同"复方氨基酸注射液（9AA）"。

【制剂与规格】复方氨基酸注射液（18AA-N）：200ml∶12.250g（总氨基酸）。

8.5.2.14 复方氨基酸注射液(15AA)[Compound Amino Acid Injection (15AA)]

【适应证】用于大面积烧伤、创伤及严重感染等应激状态的患者。

【不良反应】【禁忌证】【注意事项】同"复方氨基酸注射液（18AA）"。

【用法与用量】本品可与等量 5% ~10% 葡萄糖注射液混合或与葡萄糖、脂肪乳、维生素、电解质、微量元素等注射液混合后联合应用，经中心或外周静脉输注。将药物稀释后，一般以每分钟 30~40 滴为宜，中心静脉输液应遵医嘱。输注量应按患者年龄、体重、营养状态、病情不同而定，一般成人一日 250~750ml（按氨基酸含量计算为 0.5~1.0g/kg）。

【制剂与规格】复方氨基酸注射液（15AA）：250ml : 17.25g（总氨基酸）。

8.5.2.15 丙氨酰谷氨酰胺注射液［Alanyl-Glutamine Injection］

【适应证】用于接受肠外营养时需要补充谷氨酰胺的患者。

【用法与用量】不可直接输注，必须与可配伍的氨基酸溶液或含有氨基酸的输液相混合，然后与载体溶液一起输注。1 体积的本品应与至少 5 体积的载体溶液混合，混合液中本品的最大浓度不应超过 3.5%。通过本品供给的氨基酸量一般不超过全部氨基酸供给 20%。一日剂量：1.5~2.0ml/kg。常用剂量：2.0ml/kg。

加入载体溶液时，用量的参考配比为：如当氨基酸需要量为每天 1.5g/kg 时，其中 1.2g 氨基酸由载体溶液提供，0.3g 氨基酸由本品提供。输注速度与载体溶液量有关，18~24 小时均匀输入是常用的办法。使用本品一般不超过 3 周。

【不良反应】尚未见不良反应的报告。

【禁忌证】严重肝肾功能不全患者禁用。

【注意事项】（1）本品使用过程中定期监测患者的肝肾功能和酸碱平衡。

（2）对于代偿性肝功能不全的患者，更需定期监测肝功能。

（3）将其他药物加入时要注意其配伍禁忌和相容性。本品中加入其他成分后，不能再贮藏。

（4）孕妇及哺乳期妇女和儿童不推荐使用。

【制剂与规格】丙氨酰谷氨酰胺注射液：50ml : 10g；100ml : 20g。

8.5.2.16 精氨酸（Arginine Hydrochloride）

【适应证】用于肝性脑病，适用于忌钠的患者，也适用于其他原因引起血氨增高所致的精神症状治疗。肠外营养中可能有增强免疫功能，但有临床研究报告指出不适用于危重患者。

【用法与用量】用 5% 葡萄糖注射液 1000ml 稀释后应用。静脉滴注一次 15~20g 于 4 小时内滴完。

【不良反应】可引起高氯性酸中毒，以及血中尿素、肌酸、肌酐浓度升高。静脉滴注速度过快会引起呕吐、流涎、皮肤潮红等。

【禁忌证】高氯性酸中毒、肾功能不全及无尿患者禁用。

【注意事项】用药期间宜进行血气和酸碱平衡监测，注意患者的酸碱平衡。危重感染患者的肠外营养中添加精氨酸有报告有可能增加风险，建议遵医嘱使用。

【制剂与规格】精氨酸为无色澄明液体，20ml：5g。

8.5.2.17 复方氨基酸（15）双肽（2）注射液 [Compound Amino Acid（15）and Dipeptide（2）Injection]

【适应证】用于接受肠外营养时需要补充谷氨酰胺的患者。

【用法与用量】静脉滴注：由于本品的渗透压超过 800 mOsm/L，可在"全合一"中应用。使用剂量取决于人体对氨基酸的需求量。本品一般推荐剂量与一般氨基酸相同。按体重一日输注氨基酸（包括双肽）1~1.5g/kg。推荐输注速度：配制为"全合一"后，应用的总量在 18~24 小时均匀输完。对于有肾脏或肝脏疾病的患者应单独调整剂量。

【不良反应】一般无明显不良反应。

【禁忌证】先天性氨基酸代谢缺陷（如苯丙酮酸尿症）和肝肾功能衰竭等患者。同肠外营养的一般禁忌证。

【注意事项】本品不应作为其他药物的载体溶液，只能与可配伍的溶液混合，使用时应监测电解质平衡、酸碱平衡和肝功能。使用本品一般不超过 2 周。

【制剂与规格】复方氨基酸（15）双肽（2）注射液：500ml∶67g（氨基酸／包括双肽）；1000ml∶134g（氨基酸／包括双肽）。

8.5.3　多腔袋类肠外营养制剂

多腔袋类肠外营养制剂能使氨基酸、葡萄糖、脂肪乳、电解质长期稳定不需冷藏地保存在一个容器的各腔室内，需要时可以迅速配制成"全合一"营养液。特点为：节省混合时间，明显减少微生物和其他杂质的污染、减少医疗和护理差错的可能性。

8.5.3.1　氨基酸葡萄糖注射液（Amino Acid and Glucose Injection）

【适应证】本品为静脉输注营养用药，适用于不能经胃肠摄取营养、经胃肠摄取营养不足或对肠内营养禁忌的患者。

【用法与用量】根据患者的代谢需要、能量消耗及患者的临床状况选择剂量。输注速度根据剂量、输注溶液的性质、24 小时输注的总液量及输注时间调节。输注时间应长于 12 小时。建议应该加脂肪乳均匀输入（参考脂肪乳的输入方法）。本品可用作中心静脉营养开始时的初始液，与脂肪乳混输适用于术后患者的低氮低热卡肠外营养。

【不良反应】使用本品后，葡萄糖超负荷综合征偶有报道，肝功异常有少量报道。可能发生严重的酸中毒、高钙血症。大量快速给药可能引起脑水肿、肺水肿、外周水肿或水中毒。由于本品是高浓度葡萄糖制剂，输注时有时可能出现高血糖症、高渗尿糖症和口渴，一旦出现这种情况，需采取相应措施如使用胰岛素。余参见"复方氨基酸注射液（18AA）"。

【禁忌证】高钠血症、高氯血症、高钾血症、高钙血症、少尿症患者等。高磷酸血症的患者或者甲状旁腺功能减退者（本品电解质成分可能加重高磷酸血症患者的症状）。高镁血症患者或甲状腺功能减退患者。

【注意事项】（1）菌血症患者，高渗性脱水患者，肾衰患者，心衰患者，由于梗阻性泌尿系疾病造成尿量减少的患者，糖尿病患者，尿崩症患者，有胰腺功能障碍的患者应慎用。

（2）给药期间，患者的排尿量每天不少于 800ml。

（3）肠外营养治疗时，如果怀疑严重酸中毒是由于缺乏维生素 B_1 而引起的，应停止肠外营养治疗。

（4）临用前即刻混合。药液混浊或包装破损时禁止使用。如果两个腔袋之间的隔膜部分已经被打开，则不能使用。

【制剂与规格】氨基酸葡萄糖注射液：2000ml/ 袋，每袋含 5.5% 平衡氨基酸电解质注射液 1000ml，15% 葡萄糖电解质注射液 1000ml。电解质包括钾、钠、氯、钙、镁、磷酸盐等。

8.5.3.2 脂肪乳氨基酸（17）葡萄糖（10%）注 射 液［Fat Emulsion，Amino Acids（17）and Glucose（10）Injection］

【适应证】原则同肠外营养的适应证。

【用法与用量】可经周围静脉或中心静脉进行输

注。开通腔室间的封条，使三腔内液体混匀，混合液在25℃下可放置24小时。适量添加微量元素及维生素。本品输注速率不宜超过每小时3.7ml/kg。推荐输注时间为12~24小时。

【不良反应】【禁忌证】【注意事项】同"脂肪乳注射液（C₁₄₋₂₄）"和"复方氨基酸注射液（18AA）"。

【制剂与规格】脂肪乳氨基酸（17）葡萄糖（11%）注射液：塑料输液袋装，2400ml/袋，1920ml/袋，1440ml/袋。每袋三腔中分别包装葡萄糖（11%）注射液、氨基酸(17种)注射液和脂肪乳(长链)注射液。

8.5.3.3 脂肪乳氨基酸（17）葡萄糖（19%）注射液 [Fat Emulsion, Amino Acids（17）and Glucose（19）Injection]

【适应证】【不良反应】【禁忌证】【注意事项】同"脂肪乳氨基酸（17）葡萄糖（11%）注射液"。

【用法与用量】仅推荐经中心静脉进行输注。输注速率不宜超过每小时2.6ml/kg。推荐输注时间为12~24小时。余同"脂肪乳氨基酸(17)葡萄糖（11%）注射液"。

【制剂与规格】脂肪乳氨基酸(17)葡萄糖（19%）注射液：塑料输液袋装，2566ml/袋，2053ml/袋，1540ml/袋，1026ml/袋。每袋三腔中分别包装葡萄糖(19%)注射液、氨基酸(17种)注射液和脂肪乳(20%长链)注射液。容积渗透压约1060mOsm/L，pH约5.6。